VAMOS FALAR SOBRE ESQUIZOFRENIA?

ORGANIZAÇÃO
LUCAS MACHADO MANTOVANI
JOÃO VINÍCIUS SALGADO

Artesã

Vamos falar sobre Esquizofrenia?

COORDENAÇÃO EDITORIAL
Karol Oliveira

DIREÇÃO DE ARTE
Tiago Rabello

REVISÃO
José Maria Campos Lima

CAPA
Gustavo Prates

DIAGRAMAÇÃO
Luís Otávio Ferreira

V216

Vamos falar sobre esquizofrenia? / Organizadores: Lucas Machado Mantovani , João Vinícius Salgado . – Belo Horizonte : Artesã, 2020.
78 p. ; 21 cm.
ISBN: 978-65-86140-06-4

1. Esquizofrenia. 2. Família. 3. Psicologia educacional. I. Mantovani, Lucas Machado. II. Salgado, João Vinícius.

CDU 616.895

Catalogação: Aline M. Sima CRB-6/2645

IMPRESSO NO BRASIL
Printed in Brazil

(31)2511-2040 (31)99403-2227
www.artesaeditora.com.br
Rua Rio Pomba 455, Carlos Prates - Cep: 30720-290 | Belo Horizonte - MG
/artesaeditora

SUMÁRIO

APRESENTAÇÃO

João Vinícius Salgado

A esquizofrenia é uma condição que afeta mais de um milhão de brasileiros e em torno de 25 milhões de pessoas em todo o mundo. Apesar disso, muitos não sabem exatamente o que é a esquizofrenia e, com frequência, confundem-na com outras doenças ou condições. Algumas pessoas até sabem o que é a esquizofrenia, mas têm ideias erradas sobre alguns aspectos. Tais ideias podem levar ao estigma, à exclusão, ao preconceito. Nesse contexto, algumas questões são particularmente relevantes e devem ser do conhecimento de todos. Quais são os principais sintomas da esquizofrenia? Como eles são tratados? O que é mais importante para propiciar uma vida satisfatória para os pacientes com esquizofrenia? Eles podem cuidar de si? Eles podem trabalhar? Como isso poderia ser feito?

A grande maioria das pessoas não sabe responder de forma precisa tais questões. E não é só por aqui no Brasil, mas em todo o mundo! Em uma iniciativa para minorar esse problema, foi criada em 1986 a Semana de Consciência da Esquizofrenia (Schizophrenia Awareness Week – SAW) pelo Conselho de Esquizofrenia da Austrália. Em 1997, a National Schizophrenia Foundation nos Estados Unidos decidiu designar o dia 24 de maio o Dia Nacional de Conscientização da Esquizofrenia (National Schizophrenia Awareness Day – NSAD). Foi uma homenagem a Philippe Pinel, o psiquiatra francês que liberou os pacientes dos manicômios em 24 de maio de 1793. A Semana de Conscientização da Esquizofrenia passou a acontecer sempre em maio, justamente para coincidir com o 24 de maio, que passou a ser considerado o Dia Mundial de Conscientização da Esquizofrenia. Essas datas seriam destinadas a chamar a atenção e informar a toda a população acerca da esquizofrenia. Com isso, esperava-se reduzir o estigma e o preconceito e aumentar as possibilidades dos pacientes. A ideia foi bem aceita e começou a se espalhar por várias cidades, em diversos países.

Há alguns anos, esse movimento chegou ao Brasil, inicialmente de forma discreta, mas crescente. Em 2019, as principais cidades do país fizeram manifestações pelo Dia da Pessoa com Esquizofrenia. Dentre inúmeras atividades, destacam-se a iluminação em verde (a cor adotada nessa data) do Cristo Redentor no Rio de Janeiro e a colocação de informação em sinais luminosos em inúmeros postes de semáforos na cidade de São Paulo. Algumas iniciativas também ocorreram em Belo Horizonte. Uma delas foi a do Grupo de Pesquisa Esquizofrenia e Cognição (PEsquizo) no Instituto Raul Soares, em 25 de maio de 2019. Foi um dia cheio de atividades, troca de informações, exposições e debates, que, de tão rico e gratificante, fez nascer a ideia de sintetizá-lo e publicá-lo na forma do presente livro. Mas, antes de descrever o dia que deu origem ao livro, cumpre contar, ainda que de maneira breve, a história do PEsquizo.

Ainda nos anos 1990, fiz meu Doutorado em Neurociências na Universidade Louis Pasteur em Estrasburgo, na França, e na Universidade de São Paulo, em Ribeirão Preto. Nessa época, meu foco de interesse e tema de minha tese já era a Esquizofrenia. Já buscava aprender sobre as perguntas que mencionei no início deste texto. Alguns anos mais tarde, em 2004, já de retorno a Belo Horizonte, ingressei como Preceptor de Psiquiatria no Instituto Raul Soares. No ano seguinte, montava um grupo de pesquisa em Esquizofrenia, que, mais tarde, receberia o nome de PEsquizo. O primeiro projeto, que se intitulava "Esquizofrenia, Cognição e Qualidade de Vida", já deixava patente o foco de interesse da pesquisa. Meu primeiro orientado no Mestrado foi Breno Fiúza Cruz, à época meu residente no Instituto Raul Soares e, hoje, já Doutor e Professor na Universidade Federal de Minas Gerais (UFMG). Depois de Breno, muitos outros se juntaram ao grupo. Em 2009, ingressei como Professor na UFMG e na pós-graduação em Neurociências, o que facilitou bastante o ingresso de novos pesquisadores. Alunos de iniciação científica e residentes, que depois se tornaram mestres, doutores e preceptores, foram dando corpo e moldando um grupo sólido e consistente. A grande maioria, mesmo os mais antigos, permanece ligada ao PEsquizo. Alguns se juntaram vindos de outros lugares. No momento, temos cinco doutores, dois doutorandos, cinco mestres, um mestrando, dois residentes, cinco alunos de iniciação científica, além de novos candidatos ao mestrado. Vários são professores em importantes instituições de ensino, como a UFMG, a Faculdade de Ciências Médicas de Minas Gerais, a PUC Minas e a FAMINAS. Mantemos parceria com outros importantes grupos de pesquisa do Brasil e do exterior. No total, o grupo já publicou 35 artigos indexados e sete capítulos de livros relacionados à esquizofrenia. Todas essas experiências acumuladas e esses recursos humanos nos permitiram propor um cronograma bastante rico para o Dia da Esquizofrenia.

No simpósio, procuramos fazer apresentações voltadas para os pacientes, seus familiares e o público em geral, de acordo com as premissas do Dia Nacional de Conscientização da Esquizofrenia. O presente livro corresponde à síntese dessas apresentações. No Capítulo 1, o Dr. Rodrigo Ferretjans faz uma interessante e didática abordagem para a pergunta "O que é a Esquizofrenia?". No Capítulo 2, a Dra. Elisa Ferreira Vidal apresenta o que há disponível no tratamento medicamentoso para os sintomas da esquizofrenia. No Capítulo 3, a Dra. Keliane de Oliveira faz o mesmo em relação ao tratamento não medicamentoso. Em seguida, no Capítulo 4, o Dr. Breno Fiúza Cruz, em companhia da Dra. Patrícia Siqueira Silveira, do Ministério Público do Trabalho, abordam as possibilidades de trabalho para o portador de Esquizofrenia. No Capítulo 5, o Dr. Lucas Machado Mantovani discute aspectos relevantes para os familiares dos pacientes. Por fim, nos capítulos 6 e 7, a Sra. Perciliana de Morais e a Sra. Amanda de Oliveira apresentam, respectivamente, relatos pessoais de suas vivências como portadora de Esquizofrenia e familiar de portador de Esquizofrenia.

Esperamos que este livro contribua para que informações relevantes e práticas sobre a Esquizofrenia alcancem um universo amplo de pacientes, familiares e do público em geral.

O QUE É A ESQUIZOFRENIA? PERGUNTAS E RESPOSTAS PARA SE COMPREENDER A DOENÇA

Rodrigo Ferretjans

O QUE É A ESQUIZOFRENIA?

A primeira coisa que devemos esclarecer é que esta não é uma pergunta fácil de responder, pois ainda não compreendemos com detalhes todos os aspectos da esquizofrenia. Apesar disso, o conhecimento científico atual permite que tenhamos ideias bastante seguras quanto a sua natureza, causas, evolução e tratamentos disponíveis.

De forma bem simplificada, podemos dizer que a esquizofrenia é uma doença que modifica a forma como o cérebro funciona habitualmente na maioria das pessoas e altera a maneira como elas interpretam a realidade. Mas aqui o termo "doença" ganha um significado um pouco diferente do que o utilizado nos outros campos da medicina. Vamos esclarecer com um exemplo.

Digamos que, em um belo dia, você acorda sentindo algum desconforto para urinar. Inicialmente você acha que não é nada, toma muita água e segue a vida. Mas, alguns dias depois, esse desconforto se torna uma ardência intensa e você tem de ir ao banheiro muito mais vezes do que de costume. Digamos que você seja uma pessoa que não gosta muito de ir ao médico e decide esperar passar, mas ao invés disso você piora: começa a ter febre alta, calafrios, mal-estar e uma dor lombar intensa. Nesse momento, você já não consegue mais dar conta de suas tarefas diárias e decide ir ao médico, que, depois de o entrevistar e examinar, faz algumas hipóteses do que pode estar causando o seu quadro e pede alguns exames para confirmar seu diagnóstico. Você faz exames de sangue e de urina, que confirmam as suspeitas do médico. "Você está com pielonefrite, uma doença infecciosa causada por uma bactéria e que causa uma inflamação na bexiga e nos rins", explica-lhe o médico. Você fica um pouco preocupado com o diagnóstico, mas o doutor logo o tranquiliza, informando que o exame identificou o tipo de bactéria que está causando a infecção e que existem tratamentos com antibióticos que irão aliviar seu desconforto e curar sua doença.

Esse pequeno exemplo ilustra o que os médicos geralmente querem dizer quando falam em "doença": uma condição com uma causa específica, na qual se conhece como o agente interfere no funcionamento normal do corpo, que tem sinais e sintomas característicos e que conta com tratamentos eficazes. Mas, quando falamos em transtornos mentais, esse conceito tradicional de doença é incompleto. Isso decorre do fato de que os transtornos mentais são condições muito mais complexas do que as outras doenças. Essa complexidade tem a ver com o fato de serem causados pela combinação de diversos fatores biológicos, psicológicos e sociais. Esses fatores interagem ao longo da vida do indivíduo, podem interferir no funcionamento normal do corpo de várias formas, manifestam-se por sintomas emocionais e comportamentais diversos e respondem de forma variada aos tratamentos. O conhecimento científico atual sugere, cada vez de forma mais clara, que o que chamamos de transtorno mental seja, na verdade, múltiplas "doenças" diferentes, que se manifestam de forma semelhante, mas que têm causas diversas.

Portanto, podemos definir a esquizofrenia como uma doença complexa e multifatorial, na qual diversos fatores causais interferem na forma como o cérebro se desenvolve e que afeta o modo como as pessoas interpretam a realidade, expressam suas emoções e pensam de maneira clara.

COMO A DOENÇA SE MANIFESTA?

A esquizofrenia afeta, aproximadamente, 1 em cada 100 pessoas no mundo e é caracterizada pelo desenvolvimento de um conjunto de sinais e sintomas que expressam alterações nos pensamentos, nas emoções e nos comportamentos dos indivíduos. Afeta igualmente ambos os sexos, mas nos homens costuma aparecer mais cedo, geralmente ao final da adolescência e início da vida adulta, enquanto que nas mulheres aparece um pouco mais tarde, geralmente entre os 20 e 30 anos. Interessante notar que a esquizofrenia acomete pessoas em todos os países e culturas do mundo.

Existem cinco grupos de sintomas característicos da esquizofrenia: (1) as alucinações; (2) os delírios; (3) a desordenação do pensamento; (4) as alterações na expressão emocional; e (5) as alterações cognitivas.

ALUCINAÇÕES

As alucinações são experiências sensoriais incomuns – tais como ver ou ouvir coisas que só a pessoa percebe – e podem afetar qualquer dos cinco sentidos (audição, visão, tato, olfato e gustação), sendo as auditivas as mais recorrentes na esquizofrenia. Os pacientes frequentemente ouvem vozes de uma ou várias pessoas, que podem ser masculinas ou femininas, altas ou baixas, algumas vezes conhecidas e noutras não. As vozes podem comentar os comportamentos do paciente, conversar entre si, dar ordens ou chamar o nome da pessoa. Alguns pacientes dizem que as vozes falam coisas boas e positivas, mas geralmente o conteúdo das alucinações é negativo e depreciativo. Insultos, xingamentos, ataques pessoais e ameaças são frequentes e extremamente perturbadores aos pacientes, que podem reagir com muito medo, angústia, tristeza e desespero. As alucinações visuais ocorrem com uma frequência menor do que as auditivas. Os pacientes podem ver pessoas, animais ou objetos que não estão lá e que também podem levar a ativações emocionais intensas e negativas. Essas experiências podem ser tão intensas, que são geralmente percebidas como reais pelas pessoas. Isso explica o fato de alguns pacientes com a doença falarem sozinhos ou parecerem interagir com figuras que só eles percebem.

DELÍRIOS

Os delírios são pensamentos e crenças sobre a realidade que fazem sentido só para o paciente, ou seja, não são compartilhados pelas outras pessoas. São como "ideias fixas", muito reais para quem as tem e difíceis de serem modificadas pelas evidências em contrário. Alguns pacientes acreditam que estão sendo perseguidos ou que alguém está querendo lhes fazer mal ou até mesmo matá-los. Por vezes, podem ter a crença de que pessoas que não conhecem falam deles ou que as informações do rádio ou da televisão se referem a eles. Outros creem que têm habilidades especiais, que são muito poderosos ou ricos, ou que são enviados de Deus. Em alguns momentos da doença, os delírios e as alucinações podem ser muito intensos e influenciar o comportamento dos pacientes.

Como os delírios e as alucinações aparecem geralmente em conjunto, os psiquiatras costumam se referir a estes sintomas com os termos "sintomas psicóticos" ou "sintomas positivos".

ALTERAÇÕES DO PENSAMENTO

As alterações do pensamento típicas da esquizofrenia são graus variáveis de desorganização das ideias e da fala. Algumas vezes, as pessoas podem ser prolixas e ter dificuldade de expor uma ideia de forma clara e objetiva. Em outras, podem parecer confusas, sem conseguir organizar suas ideias, falando frases soltas, que não fazem muito sentido.

ALTERAÇÕES NA EXPRESSÃO DAS EMOÇÕES

Outro sintoma típico da esquizofrenia é a redução da expressão das emoções e dificuldades de motivação. Como qualquer outra pessoa, os pacientes com a doença sentem todas as emoções, tais como alegria, contentamento, amor, saudade, medo e ansiedade. O que é afetado pela doença é a expressão dessas emoções, podendo ser percebido no tom de voz monótono, mímica facial pouco expressiva ou expressão corporal reduzida. Além disso, podem ter dificuldades de sentir prazer com as atividades do dia a dia e de se sentirem motivadas ou animadas, o que pode fazer com que sejam mais caladas e retraídas socialmente. Esse conjunto de sintomas emocionais e motivacionais é chamado pelos médicos de "sintomas negativos".

ALTERAÇÕES COGNITIVAS

Nos últimos anos, as pesquisas identificaram que os pacientes com esquizofrenia comumente apresentam graus variáveis de dificuldades cognitivas. As pessoas muitas vezes podem se distrair facilmente e ter dificuldade de focar a atenção por tempo prolongado. Também pode haver dificuldade de memorizar informações, tais como os nomes das pessoas ou um número de telefone, ou pensar de forma organizada e rápida o suficiente para manter uma conversa com alguém. Aprender coisas novas ou encontrar soluções para problemas do dia a dia também costuma ser mais difícil. Além disso, também podem ter dificuldades de compreender o duplo sentido das palavras, como linguagem figurada ou metáforas.

Os principais sintomas da doença são apresentados no Quadro 1.

Quadro 1 – Sintomas característicos da esquizofrenia

	**Sintomas positivos** ▸ Alucinações: experiências sensoriais incomuns, tais como ver ou ouvir coisas que só a pessoa percebe. ▸ Delírios: crenças sobre a realidade que fazem sentido só para o paciente. São crenças muito intensas e reais para quem as tem e difíceis de serem modificadas pelas evidências em contrário.
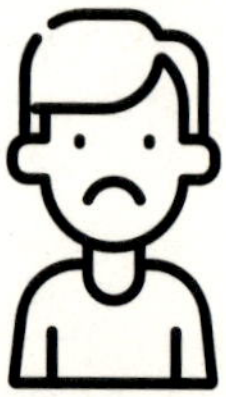	**Sintomas negativos** ▸ Dificuldades de expressão emocional (tom de voz monótono, mímica facial pouco expressiva ou expressão corporal reduzida). ▸ Falta de motivação, desinteresse e dificuldades de sentir prazer com as atividades do dia a dia. ▸ Retraimento social.
	**Alterações do pensamento** ▸ Desorganização das ideias e fala confusa e/ou sem sentido.
	**Alterações cognitivas** ▸ Dificuldades de atenção, concentração, memória, aprendizagem, agilidade mental e de resolver problemas novos ou inusitados.

Fonte: Elaboração própria.

INÍCIO E CURSO DA DOENÇA

Os sintomas podem aparecer de forma rápida, em dias ou semanas, ou mais lenta, ao longo de meses. Algumas pessoas podem ter poucas crises ao longo da vida, enquanto outras podem ter diversos períodos de melhora e piora ao longo do tempo. Infelizmente, o uso de drogas é muito frequente nos pacientes com esquizofrenia. Sabemos que o abuso de álcool, cocaína, maconha ou outras substâncias pode favorecer as crises e reduzir o efeito dos tratamentos, o que costuma prejudicar muito o controle da doença.

Todos esses sintomas costumam trazer muito sofrimento para quem os vivencia, além de dificuldades nos relacionamentos e nas atividades práticas do dia a dia, tais como trabalhar ou estudar, por isso a esquizofrenia é considerada um transtorno mental. Além disso, por ter um início precoce, um curso crônico e, em alguns momentos, impactar no funcionamento e trazer dificuldades para resolver as questões práticas do dia a dia, a doença tem um impacto econômico e social elevado.

O QUE NÃO É ESQUIZOFRENIA?

O significado original da palavra esquizofrenia, literalmente "mente dividida" (*schizo* = "dividido" e *phrene* = "mente"), passa uma falsa impressão a respeito de sua natureza. O termo foi cunhado no início do século XX e refletia o entendimento dos médicos daquela época. Esse significado histórico acaba por gerar alguns mal-entendidos a respeito do que é a esquizofrenia.

Apesar de ainda incompleto, o conhecimento científico da doença progrediu muito e o significado do termo original já não representa nossa compreensão atual sobre essa condição. Apesar disso, diversos mitos sobre a doença ainda persistem e acreditamos que somente a divulgação do conhecimento científico atual sobre sua natureza poderá ser capaz de eliminá-los. Trataremos de alguns desses mitos a seguir.

Definitivamente, sabemos hoje que a esquizofrenia NÃO é o mesmo que "dupla personalidade" ou "personalidade dividida". Esses termos se referem ao que conhecemos como Transtorno Dissociativo de Identidade, uma condição diferente da esquizofrenia. A esquizofrenia é um transtorno do pensamento e não um transtorno da personalidade.

A esquizofrenia NÃO é resultado exclusivo de má criação na infância, trauma ou experiências adversas na infância. A esquizofrenia também NÃO é culpa de ninguém, nem dos pais, nem dos pacientes. A esquizofrenia pode afetar qualquer pessoa, independentemente de classe social, nível de educação ou gênero.

A esquizofrenia NÃO é "fraqueza de caráter" ou "preguiça". Como dissemos anteriormente, dificuldades de expressão emocional, motivacionais e retraimento social podem acometer os pacientes, mas esses sintomas não são o mesmo que preguiça ou falta de "força de vontade".

A esquizofrenia NÃO é o mesmo que "psicopatia". Esse termo se refere a um transtorno de personalidade caracterizado por comportamento impulsivo e, por vezes, violento, além de dificuldade de sentir empatia e respeitar os direitos das outras pessoas. A esquizofrenia NÃO é sinônimo de pessoas instáveis ou violentas. Por desconhecimento a respeito da doença, é muito comum que as pessoas tenham muitos preconceitos em relação aos pacientes com esquizofrenia. Como as pessoas temem aquilo que não conhecem, um dos preconceitos mais frequentes enfrentados por esses pacientes é de que seriam violentos ou imprevisíveis. Apesar de eventualmente alguns casos de comportamento agressivo serem noticiados, é muito importante chamar a atenção para o fato de que *a grande maioria* dos pacientes com esquizofrenia *NÃO é violenta ou agressiva*. Sabemos que a maior parte dos casos de violência é praticada por pessoas sem transtornos mentais e que, ao contrário, as pessoas com a doença, por serem mais retraídas e passivas, têm na verdade mais chance de *serem vítimas* de atos violentos praticados por outras pessoas.

QUAIS AS CAUSAS DA ESQUIZOFRENIA E COMO ELA APARECE?

A esquizofrenia é considerada uma doença multifatorial, ou seja, que tem *várias causas*. Os estudos científicos apontam que a doença é o resultado de alterações na forma como o cérebro é "construído", desde o início da vida e ao longo do desenvolvimento da pessoa.

Sabemos hoje que existe um forte *componente genético* entre as causas da doença. É muito frequente encontrarmos vários casos de esquizofrenia na mesma família e, quanto mais próximo o parentesco, maior a chance de desenvolvê-la. Se um dos pais tem a doença, os filhos têm 10% de chances de tê-la. Se os dois pais têm a doença, as chances sobem para 40%. No caso de gêmeos univitelinos, que têm carga genética idêntica, se um dos irmãos tem esquizofrenia, o outro tem 50% de chances de ter também.

Herdamos de nossos pais nossa carga genética, que funciona como um "manual de instruções" para a construção de todas as partes do nosso corpo, inclusive nosso cérebro. Existem inúmeras variações possíveis dos nossos genes, e combinações diferentes contribuem para a construção de estruturas cerebrais também diferentes. Estudos genéticos já identificaram algumas das variações genéticas relacionadas ao maior risco para o desenvolvimento da doença.

Porém, a carga genética sozinha não é suficiente para causar a doença, sendo incorreto dizer que alguém com esquizofrenia vai "passar" a doença para seus filhos. Além dos fatores genéticos, os *fatores ambientais* também são importantes. A "estrutura básica" do nosso cérebro é formada ainda antes do nascimento, mas o cérebro humano nasce muito imaturo e só vai completar grande parte de seu desenvolvimento ao final da adolescência. Essa estrutura básica vai sendo organizada, complementada e desenvolvida com base nas experiências que temos ao longo da vida. A relação que temos com nossos familiares, experiências boas ou más ao longo da infância, ou o uso de algumas drogas, como a maconha, durante a adolescência, interagem com nossa carga genética e podem influenciar a forma como o nosso cérebro se desenvolve. Todos esses fatores ambientais também já foram associados ao maior risco para o desenvolvimento da doença.

A combinação dos fatores genéticos, ambientais e sociais pode afetar o desenvolvimento cerebral e alterar a forma como o cérebro funciona. Para executar suas funções, o cérebro utiliza substâncias neuroquímicas, tais como dopamina, serotonina e glutamato, que são importantes para os neurônios se comunicarem entre si. As pesquisas atuais mostram que diversas alterações neuroquímicas fazem parte dos mecanismos da doença e podem contribuir para a formação de seus sintomas. A maior evidência que temos nesse sentido é o fato de que os tratamentos farmacológicos que reequilibram a função de algumas substâncias neuroquímicas, como a dopamina, podem reduzir os delírios e as alucinações dos pacientes.

Além das alterações neuroquímicas, pesquisas recentes também têm identificado que alterações inflamatórias, de neurotoxicidade e do sistema endocanabinoide podem contribuir para os mecanismos da doença. Esperamos que a melhor compreensão desses mecanismos possa levar ao desenvolvimento de novos tratamentos em breve.

Portanto, sabemos hoje, com base em muitos estudos científicos, que a esquizofrenia é uma doença com forte carga genética, na qual diversos fatores biológicos e ambientais interagem ao longo da vida do indivíduo e contribuem na "construção" de um cérebro que, em algum momento (geralmente no final da adolescência e início da vida adulta), começa a apresentar alterações neuroquímicas e passa a interpretar a realidade de uma forma diferente da maioria das pessoas.

COMO A DOENÇA É VIVENCIADA E POR QUE AS PESSOAS COM ESQUIZOFRENIA PODEM TER DIFICULDADE DE PERCEBER QUE TÊM O PROBLEMA?

Todos nós temos crenças sobre a realidade e o mundo que nos cerca. Muitas vezes, compartilhamos nossas crenças com as outras pessoas, como, por exemplo, as ideias de que coisas que são jogadas para cima tendem a cair, ou de que os seres vivos precisam de alimento para sobreviver. Essas crenças são formadas ao longo da nossa vida em função do que vemos, ouvimos e sentimos, ou seja, surgem das experiências que temos e do que aprendemos ao longo do nosso desenvolvimento. As pessoas com esquizofrenia começam a ter experiências incomuns, passam a ver, ouvir e sentir as coisas de uma forma diferente. Essas sensações podem ser muito angustiantes, tais como vozes que as ameaçam, depreciam ou xingam. Com o passar do tempo, essas experiências anômalas vão se acumulando e a pessoa pode desenvolver crenças e ideias que não correspondem à realidade compartilhada pelas outras pessoas do seu convívio. Tais crenças podem incluir sensações de que está sendo perseguida por alguém, ou que está sendo controlada por alguma força externa, que estão lendo seus pensamentos ou que tem poderes paranormais.

Para a pessoa com a doença, essas experiências, sensações e crenças costumam ser muito vívidas e realistas, além de emocionalmente perturbadoras, o que dificulta a capacidade de reconhecê-las como fazendo parte da sua doença.

Essa forma diferente de ver o mundo e interpretar a realidade, somada às dificuldades de expressar emoções e de pensar de forma clara, costuma trazer muito sofrimento aos pacientes e pode impactar no seu comportamento, levando a grandes dificuldades nos relacionamentos, nos estudos ou no trabalho.

COMO SE FAZ O DIAGNÓSTICO DA ESQUIZOFRENIA?

O diagnóstico da esquizofrenia é *clínico*, ou seja, baseado na história e no exame mental do paciente durante as consultas com o psiquiatra. Ainda não existem exames que possam fazer o diagnóstico da doença. O que o médico busca identificar não é um sinal ou sintoma qualquer, mas sim um padrão ou um conjunto de sinais e sintomas e como eles vão aparecendo ao longo do tempo.

Além disso, antes de fazer o diagnóstico, o médico tenta identificar outras condições que possam explicar os sintomas do paciente. Para isso, ele utiliza perguntas específicas, tais como presença de outros sinais ou sintomas, ou história de uso de drogas, como também exames complementares.

Como a esquizofrenia não tem muito a ver com alterações da estrutura do cérebro, mas sim de seu funcionamento, os exames laboratoriais e os de imagem, tais como tomografia computadorizada ou ressonância nuclear magnética, não são capazes de diagnosticar a doença. Apesar disso, esses métodos podem ser importantes em alguns casos, pois podem ser utilizados para ajudar a excluir outras condições, tais como doenças neurológicas ou problemas hormonais, que poderiam estar causando os sintomas. Existe um esforço grande dos cientistas na busca de exames mais específicos que possam auxiliar os médicos no diagnóstico, mas isso ainda não é uma realidade.

Somente depois desse processo de identificação do padrão característico de sinais e sintomas e de ter excluído outras potenciais causas com um elevado grau de certeza, é que o psiquiatra pode estar seguro para fazer o diagnóstico de esquizofrenia.

EXISTE CURA PARA A ESQUIZOFRENIA?

Existem diversos tratamentos para a esquizofrenia. Por ser uma condição crônica e ter múltiplas causas, ainda não dispomos de uma cura, mas, com a combinação de remédios, terapias e apoio social, a *recuperação e uma vida produtiva e satisfatória* é possível, sendo o objetivo principal do tratamento.

A pesquisa científica em esquizofrenia é uma das mais avançadas no mundo e esperamos que, em breve, tratamentos cada vez mais eficazes possam estar disponíveis para ajudar as pessoas com a doença. Enquanto isso, é essencial que o *conhecimento* científico sobre ela seja difundido, pois sabemos que o maior entendimento do paciente e de seus familiares sobre essa condição pode contribuir decisivamente para um *maior domínio* sobre os sintomas e, assim, auxiliar na melhora da *qualidade de vida e recuperação* das pessoas.

REFERÊNCIAS E SUGESTÃO DE LEITURA

LIVROS

ASSIS, J. C.; VILLARES, C. C.; BRESSAN, R. A. *Entre a razão e a ilusão*: desmistificando a esquizofrenia. Porto Alegre: Artmed, 2013. 230 p.

BRESSAN, R. A.; GADELHA, A.; GROHS, G. (Org.). *Casos de superação em esquizofrenia*. Porto Alegre: Artmed, 2017. 103 p.

SITES

ABP COMUNIDADE. Disponível em: http://www.abpcomunidade.org.br/site/?page_id=177.

ABRE. Disponível em: http://site.abrebrasil.org.br/.

O TRATAMENTO FARMACOLÓGICO DA ESQUIZOFRENIA

Elisa Ferreira Vidal

A esquizofrenia é uma doença psiquiátrica complexa que se apresenta de diferentes formas nas pessoas por ela acometidas. Independentemente do modo como se manifesta, observam-se quatro tipos de sintomas principais: positivos, negativos, cognitivos e afetivos.

Atualmente, são conhecidas várias modalidades de tratamento para a esquizofrenia, mas, infelizmente, nenhum tratamento é capaz de conferir a cura para a doença. Isso significa que, uma vez que a pessoa desenvolva a esquizofrenia, ela irá conviver com essa condição ao longo de toda a sua vida, mesmo que os sintomas estejam controlados parcial ou totalmente. Entretanto, a ausência de cura não deve ser motivo de desânimo para as pessoas com esquizofrenia ou para os seus familiares! Hoje, os tratamentos disponíveis são capazes de assegurar o controle clínico dos sintomas e podem garantir uma boa qualidade de vida às pessoas com esquizofrenia, principalmente quando seguidos adequadamente.

O tratamento da esquizofrenia é multidisciplinar, isto é, envolve profissionais de diferentes áreas, cada um contribuindo com as suas especificidades de conhecimento. Podem colaborar: acompanhantes terapêuticos, assistentes sociais, educadores físicos, enfermeiros, fisioterapeutas, médicos, musicoterapeutas, nutricionistas, psicólogos, técnicos de enfermagem e terapeutas ocupacionais.

O tratamento medicamentoso é indicado por psiquiatras (médicos especialistas em saúde mental). Os principais fármacos utilizados são os antipsicóticos, que são medicamentos utilizados no tratamento de diversas doenças da saúde mental, como esquizofrenia, transtorno bipolar, depressão, estados confusionais, agitação, tiques ou mesmo insônia. Dessa forma, é interessante ter em mente que uma pessoa que faça uso de antipsicóticos não necessariamente possui o diagnóstico de esquizofrenia.

AÇÃO DOS MEDICAMENTOS

O primeiro antipsicótico foi descoberto, casualmente, na década de 1950, quando se observou que um medicamento – clorpromazina –, inicialmente utilizado como "tranquilizante" em pacientes submetidos a cirurgias, também melhorava o quadro clínico de pessoas com esquizofrenia. Tal descoberta mudou radicalmente o cenário do tratamento dessas pessoas, que, até então, tinham como opção de "tratamento" apenas o isolamento em asilos ou hospitais. Desse momento em diante, vários outros medicamentos com as mesmas propriedades foram identificados e continuam sendo estudados até os dias atuais, com o objetivo de melhorar a qualidade de vida das pessoas com esquizofrenia.

Hoje, sabemos que os antipsicóticos atuam principalmente no cérebro, diminuindo a ação de uma substância muito importante na esquizofrenia, a dopamina. Essa substância funciona como uma espécie de mensageiro entre as células cerebrais (neurônios) e uma de suas funções é a regulação das emoções e dos pensamentos dos indivíduos. Sabe-se que a dopamina está aumentada em algumas regiões do cérebro das pessoas com esquizofrenia, o que provoca parte dos principais sintomas da doença, como as alucinações, as "cismas" e os delírios. A diminuição da ação da dopamina provocada pelos antipsicóticos é, assim, uma maneira de tratar esses tipos de manifestações.

Os antipsicóticos são bastante eficazes no controle dos sintomas positivos. Ao contrário do que possa parecer, nesse caso, "positivo" não significa "bom", mas se refere a experiências incomuns que surgem em decorrência da esquizofrenia. Uma boa maneira de compreender o que são os sintomas positivos é entendê-los como se fossem um "excesso" de algumas funções, como o pensamento, as sensações e as percepções.

São exemplos de sintomas positivos da esquizofrenia:

- Delírios: falsos juízos da realidade; crenças não argumentáveis e não compartilhadas por outros indivíduos. Podem ser ideias absurdas, mas também podem ter um conteúdo plausível, embora inverídico.
- Alucinações: vivência de percepções sensoriais sem que haja um estímulo externo – a pessoa ouve, vê, sente, cheira ou saboreia coisas sem que elas estejam presentes. As alucinações mais frequentes na esquizofrenia são as auditivas (ouvir vozes).
- Desorganização do pensamento: dificuldade em colocar os pensamentos em ordem e, consequentemente, dificuldade em expressar-se claramente com palavras – a pessoa pode apresentar desde uma dificuldade discreta em manter a objetividade da fala até uma incapacidade total da organização lógica das ideias.
- Comportamento inadequado: modo de agir inapropriado para o contexto em que o indivíduo se encontra – a pessoa pode, por exemplo, apresentar rituais inusitados, ingerir substâncias não comestíveis, incendiar objetos ou lugares, apresentar-se nu publicamente etc. Tais manifestações podem estar associadas ao conteúdo de um delírio.
- Persecutoriedade: sensação de estar sendo perseguido ou ameaçado; tais manifestações também podem estar associadas ao conteúdo de um delírio.

LIMITE DA AÇÃO DOS MEDICAMENTOS

Apesar de os antipsicóticos melhorarem os sintomas positivos, o tratamento com esses medicamentos ainda apresenta limitações no controle dos sintomas negativos e cognitivos da esquizofrenia. Em analogia ao que descrevemos para os sintomas positivos, os negativos podem ser entendidos como um "déficit" em algumas funções, como a expressividade, as vontades, as emoções e a socialização.

São exemplos de sintomas negativos da esquizofrenia:

- Diminuição da expressividade: redução da expressão facial, das respostas emocionais e dos gestos comunicativos.
- Retraimento emocional: redução de interesse e de envolvimento afetivo com os acontecimentos; dificuldades para manter/estabelecer relacionamentos.
- Dificuldades de comunicação: redução da comunicação verbal e da espontaneidade na conversação.
- Retraimento social: redução de interesse e de iniciativa para participar de eventos que envolvam outras pessoas; redução do envolvimento interpessoal.
- Diminuição da motivação: desânimo para a realização das atividades, falta de iniciativa, apatia.

Os sintomas cognitivos, por sua vez, dizem respeito à redução da cognição: um termo amplo que se refere a um conjunto de capacidades que possibilitam que as pessoas desempenhem diferentes habilidades nos âmbitos pessoal, social e ocupacional. O comprometimento cognitivo, dessa forma, pode dificultar a prática das mais diversas tarefas, como aprender novas informações, manter a atenção em alguma coisa, estabelecer um diálogo, realizar escolhas, solucionar problemas etc.

São exemplos de sintomas cognitivos da esquizofrenia:

- dificuldade de entendimento de novas informações;
- dificuldade de raciocínio e de resolver problemas;

- dificuldade de atenção;
- dificuldade em manter o foco em atividades;
- dificuldade de entendimento de relações sociais.

Apesar de ainda não haver qualquer tratamento medicamentoso comprovado para os sintomas negativos e cognitivos da esquizofrenia, já é bem estabelecido que, quanto menor o número de crises que uma pessoa tiver, menores as chances de ela apresentar comprometimento por esses sintomas – assim como o contrário também é verdadeiro. Nesse contexto, ressalta-se a necessidade de um seguimento adequado do tratamento, a fim de se evitar o agravamento dos sintomas, que ocorre a cada nova crise.

EFEITOS COLATERAIS DOS MEDICAMENTOS

Cada antipsicótico tem suas especificidades. De forma geral, esses medicamentos são divididos em duas grandes classes: antipsicóticos típicos (de primeira geração) e antipsicóticos atípicos (de segunda geração). Ambas as classes de antipsicóticos são eficientes para o tratamento da esquizofrenia, diferenciando-se, principalmente, pelos efeitos colaterais que cada grupo provoca.

Os antipsicóticos de primeira geração (QUADRO 1) foram os primeiros a serem descobertos e compõem, portanto, uma classe mais antiga de medicamentos.

Quadro 1 - Antipsicóticos típicos

- Clorpromazina (Amplictil®)
- Haloperidol (Haldol®)
- Levomepromazina (Neozine®)
- Tioridazina (Melleril®)
- Sulpirida (Equilid®)
- Pimozida (Orap®)

Fonte: Elaboração própria.

Tais medicamentos podem desencadear alguns tipos específicos de efeitos colaterais, dependendo da dosagem prescrita e da sensibilidade do paciente. Entre esses efeitos adversos, os mais relevantes são o parkinsonismo, a acatisia e a discinesia, que, em conjunto, são denominados "sintomas extrapiramidais":

- Parkinsonismo (popularmente chamado de "impregnação"): sintomas como tremor (principalmente de mãos e de braços); rigidez (aumento da resistência para movimentar os membros); lentificação na realização de movimentos e também de pensamentos; diminuição da expressão facial; apatia.
- Acatisia: inquietação corporal e subjetiva; sensação de ansiedade e desejo de mover diversas partes do corpo; normalmente a pessoa torna-se inquieta, mostrando-se incapaz de permanecer parada durante muito tempo.
- Discinesia: movimentos involuntários envolvendo principalmente a musculatura da face e do pescoço, fazendo com que a pessoa produza, contra a sua vontade, movimentos de mastigação, movimentos com as bochechas e com a língua, piscamento de olhos, levantamento de sobrancelhas, movimentos semelhantes a caretas etc.

Os antipsicóticos de segunda geração (QUADRO 2) são medicamentos mais modernos, com menor potencial de desencadear os sintomas acima descritos e, por isso, são idealmente a primeira opção de tratamento para a esquizofrenia. Entretanto, pessoas mais sensíveis a desenvolverem sintomas extrapiramidais, especialmente em uso de dosagens mais elevadas de medicamentos, podem desenvolvê-los mesmo em uso de antipsicóticos atípicos.

Quadro 2 - Antipsicóticos atípicos

- Risperidona (Risperdal®)
- Olanzapina (Zyprexa®)
- Quetiapina (Seroquel®)
- Clozapina (Leponex®)
- Aripiprazol (Aristab®)
- Ziprazidona (Geodon®)
- Lurasidona (Latuda®)
- Amisulprida (Socian®)
- Paliperidona (Invega®)
- Asenapina (Saphris®)

Fonte: Elaboração própria.

Como fatores limitantes para o uso dos antipsicóticos atípicos, observam-se os seus custos mais elevados em relação àqueles de primeira geração e seus efeitos colaterais, dentre os quais destacam-se:

- aumento do apetite;
- ganho de peso;
- aumento do colesterol;
- aumento da glicemia;
- visão turva.

Os efeitos colaterais dos antipsicóticos – sejam eles típicos ou atípicos – podem ser amenizados ou mesmo resolvidos com a adoção de algumas medidas. Os sintomas extrapiramidais, por exemplo, podem ser abordados com a redução da dose do medicamento, quando possível; com a introdução de um segundo medicamento que reduza tais efeitos colaterais (ex.: biperideno = Akineton®) ou mesmo com a troca do fármaco utilizado. Por sua vez, os efeitos colaterais dos antipsicóticos de segunda geração, como ganho de peso e aumento da glicemia/colesterol, podem ser abordados com alterações de hábitos/estilo de vida, como a adoção de uma alimentação menos calórica e a prática regular de atividades físicas aeróbicas.

ADERÊNCIA AOS MEDICAMENTOS

O manejo dos efeitos colaterais das medicações é algo extremamente importante para as pessoas que fazem o tratamento da esquizofrenia, tendo em vista que o uso dos medicamentos se faz necessário por tempo indefinido. Isso quer dizer que, uma vez realizado o diagnóstico de esquizofrenia, a pessoa necessita manter o tratamento medicamentoso por longos anos e, possivelmente, por toda a sua vida.

A interrupção do uso dos antipsicóticos por pessoas com esquizofrenia tem várias consequências, entre elas:

- piora/ressurgimento dos sintomas positivos;
- ocorrência de novas crises (quase 80% de chances de recaída após 1 ano de descontinuação dos fármacos e 96% de chances após 2 anos sem os medicamentos);
- aumento das chances de necessidade de internação (o risco de hospitalização pode dobrar após uma interrupção de medicamentos por 1 a 10 dias e triplicar após um intervalo de até 30 dias sem uso);
- necessidade de doses de medicamentos cada vez maiores para o tratamento das crises, o que potencializa a chance de ocorrência e de gravidade de efeitos colaterais;
- piora dos sintomas negativos e cognitivos, com consequente prejuízo gradual e irreversível da qualidade de vida do indivíduo;
- aumento do consumo de substâncias (cigarro, álcool, maconha e outras drogas);
- aumento das chances de tentativas de suicídio.

Tendo em vista todas as potenciais consequências do abandono dos antipsicóticos, seguir corretamente o tratamento medicamentoso é de fundamental importância para as pessoas com esquizofrenia. Foi comprovado que o tratamento com o uso contínuo das medicações é a maneira mais segura de evitar complicações e tem melhores resultados do que o hábito de usar os medicamentos somente quando surgem os primeiros sinais de recaída.

Observa-se, porém, que, apesar de toda a evidência dos malefícios de se interromper o uso dos antipsicóticos, há uma grande parcela de pessoas com esquizofrenia que interrompe o uso dos medicamentos em algum momento de suas vidas. Há vários motivos para a ocorrência desse fenômeno, entre eles:

- crenças delirantes ou alucinações a respeito dos medicamentos (ex.: a pessoa pode achar que existe algum tipo de veneno ou feitiço nos comprimidos ou pode ouvir vozes orientando-a a não tomar a medicação);
- esquecimento de tomar os medicamentos;
- falta de consciência de que tem alguma doença e, consequentemente, de que necessita de tratamento;
- ocorrência de efeitos colaterais ou receio de desenvolvê-los;
- abandono do tratamento após melhora dos sintomas, por acreditar em uma possível cura da esquizofrenia;
- interrupção do tratamento pelo estigma de ter uma doença mental ou por usar medicamentos psiquiátricos;
- desesperança com o tratamento.

Cada um dos motivos anteriormente citados pode ser trabalhado em conjunto com o médico, os familiares e a pessoa com esquizofrenia. Medidas simples e individualizadas, como a mudança dos horários de tomada das medicações, o auxílio de uma pessoa próxima para melhor controle dos comprimidos, a mudança da dosagem dos medicamentos – quando possível – e a explicação realista a respeito dos medicamentos, seus potenciais benefícios, efeitos colaterais e limitações muitas vezes mostram-se eficientes para reduzir o abandono do tratamento.

Para aqueles pacientes que, mesmo com medidas individualizadas, não seguem adequadamente o tratamento medicamentoso, existe a opção de algumas medicações de depósito (ou de longa duração). Trata-se de antipsicóticos que, além de terem a apresentação para serem tomados por via oral, também possuem formulações para serem injetados no músculo. A vantagem dessas medicações é que elas requerem um intervalo maior entre as suas aplicações (2 a 12 semanas entre cada injeção), eliminando, assim, a necessidade de tomada diária de comprimidos.

Outra potencial vantagem desses medicamentos é que a concentração de antipsicóticos no sangue fica praticamente constante ao longo dos dias, já que a substância vai sendo liberada aos poucos, no decorrer das horas, sem um pico de concentração, como ocorre quando a pessoa ingere os medicamentos por via oral. Essa característica pode reduzir a ocorrência de alguns efeitos colaterais.

São listados a seguir os medicamentos de depósito disponíveis no Brasil.

Quadro 3 - Antipsicóticos de depósito disponíveis no Brasil e o intervalo entre suas administrações

- Zuclopentixol (Clopixol Acuphase®) – administração a cada 3 dias
- Risperidona (Risperdal Consta®) – administração a cada 2 semanas
- Zuclopentixol (Clopixol Depot®) – administração a cada 2 a 4 semanas
- Haloperidol (Haldol Decanoato®) – administração a cada 4 semanas
- Paliperidona (Invega Sustenna®) – administração a cada 4 semanas
- Paliperidona (Invega Trinza®) – administração a cada 12 semanas

Fonte: Elaboração própria.

É importante ressaltar que – por possuírem os mesmos compostos ativos dos comprimidos –, antes da primeira aplicação de um medicamento de depósito, é recomendável que a pessoa já tenha feito uso daquela mesma medicação por via oral. Isso ajuda no direcionamento do tratamento, já que possibilita ao médico prever se a medicação é eficaz para a pessoa, qual a dosagem ideal e quais possíveis efeitos colaterais ela desenvolverá com a aplicação das injeções.

Por fim, independentemente do medicamento e da sua via de administração, é de fundamental importância que as pessoas com esquizofrenia e seus familiares mantenham-se envolvidos com o tratamento, recebam e forneçam informações aos profissionais sobre a eficácia das medicações, os efeitos colaterais observados e a verdadeira frequência do uso delas. O êxito do tratamento tem relação direta com a boa comunicação entre todas as pessoas diretamente envolvidas com os cuidados da pessoa com esquizofrenia.

PERGUNTAS FREQUENTES

POSSO FICAR "DEPENDENTE" DOS ANTIPSICÓTICOS?

Costumamos dizer que as substâncias ou medicamentos que causam dependência são aquelas que requerem dose ou quantidade cada vez maior para obtenção do mesmo efeito que se obtinha com uma quantidade menor, além de causarem sintomas de abstinência com a suspensão de seu uso. Isso não ocorre com o uso dos antipsicóticos!

Os antipsicóticos proporcionam melhor qualidade de vida às pessoas que necessitam usá-los, mas não causam nenhum tipo de euforia ou ânsia por seu uso. Idealmente, a dosagem que estabiliza uma pessoa em crise será maior ou igual à dosagem que ela precisará usar nos anos subsequentes. Observamos aumentos de dosagens, por exemplo, em caso de crises sucessivas, mas isso está relacionado a um agravamento do curso da doença, e não a um mecanismo de dependência.

O QUE DEVO EVITAR COM O USO DE ANTIPSICÓTICOS?

As pessoas que usam antipsicóticos devem evitar o consumo de álcool, pois ambos agem diretamente no sistema nervoso. O uso concomitante do álcool e dos antipsicóticos pode causar quadros graves de sedação.

O uso de *cannabis* (maconha) e de outras drogas também deve ser cessado, não só pela utilização dos antipsicóticos, mas pelo próprio diagnóstico de esquizofrenia. Hoje, sabe-se que o consumo de *cannabis* representa um fator desencadeante para a manifestação da esquizofrenia naquelas pessoas que possuem predisposição a desenvolvê-la. Além disso, o uso de drogas pode piorar sintomas da esquizofrenia, como a "paranoia", sintomas depressivos e ansiosos, e também piorar aspectos cognitivos, como a memória e a atenção.

O tabagismo pode ser problemático, especialmente para aquelas pessoas que usam clozapina. Isso ocorre porque o uso de cigarro reduz a concentração desse medicamento no sangue, diminuindo o seu efeito. Dessa forma, é de fundamental importância que pessoas que usam clozapina comuniquem seus médicos sobre o uso do tabaco, assim como não alterem o padrão de uso (ex.: interromper abruptamente) sem avisar com antecedência os profissionais de saúde. Mudanças na dosagem do medicamento podem ser necessárias.

AINDA OUÇO VOZES MESMO USANDO ANTIPSICÓTICOS. ISSO QUER DIZER QUE OS MEDICAMENTOS NÃO FUNCIONAM PARA MIM?

Nem sempre os antipsicóticos são capazes de eliminar completamente os sintomas positivos ou, por vezes, conseguem isso apenas em dosagens muito elevadas, que agravam efeitos colaterais indesejáveis. É importante ter em mente que o objetivo maior do tratamento da esquizofrenia é proporcionar à pessoa com a doença uma vida sem maiores comprometimentos e sem sofrimento. As alucinações auditivas, sob esse aspecto, são tidas como um problema principalmente quando causam ao indivíduo sentimentos de medo, ameaça, depreciação, tristeza, ou modificam sua forma de comportamento (deixar de sair de casa ou passar a agir sob o comando das vozes, por exemplo).

Percebemos que algumas pessoas, mesmo sob o tratamento adequado, permanecem experimentando, em certo grau, alguma forma de alucinação. Entendemos que tais experiências são aceitáveis a partir do momento que não causem ao indivíduo nenhuma forma de sofrimento, incômodo ou alteração de comportamento. É como se a pessoa "não desse mais importância" para as alucinações, anteriormente desconcertantes.

Independentemente disso, qualquer tipo de sintoma residual, ou seja, qualquer sintoma que permaneça, mesmo com a realização do tratamento adequado, deve ser exposto aos profissionais responsáveis pelo cuidado da pessoa com esquizofrenia – principalmente quando se trata de sintomas desagradáveis.

O REMÉDIO VAI DANIFICAR MEU CÉREBRO, RINS OU OUTROS ÓRGÃOS?

Todo medicamento possui algum risco de efeitos adversos quando usado no longo prazo. O importante é entender que, se utilizadas adequadamente, o benefício das medicações supera o risco dos efeitos adversos.

No caso das doenças psiquiátricas, pesquisas mostram que medicamentos como os antipsicóticos, o carbonato de lítio e os antidepressivos, quando adequadamente utilizados, podem proteger as células do cérebro de danos causados por doenças como esquizofrenia, transtorno bipolar e depressão.

Já foi comentado neste capítulo a respeito dos efeitos colaterais mais frequentes de cada classe de antipsicóticos e sobre as principais ações para o controle de tais eventos adversos. Outra medida fundamental para se minimizarem potenciais danos do uso crônico dos antipsicóticos é realizar consultas médicas regulares e seguir adequadamente as recomendações sugeridas, assim como colher periodicamente os exames laboratoriais solicitados, a fim de se monitorarem as funções dos órgãos ao longo do tempo.

TOMAR APENAS O ANTIPSICÓTICO É SUFICIENTE?

A esquizofrenia possui grande diversidade de sintomas, como já referido anteriormente. Além dos sintomas positivos, negativos e cognitivos, podem-se ter sintomas afetivos. Isso quer dizer que a pessoa com esquizofrenia pode apresentar, por exemplo, humor eufórico ou depressivo e, assim, requerer outras classes de medicamentos, como antidepressivos ou estabilizadores de humor.

Por vezes, observam-se também agitação e/ou distúrbios do sono nas pessoas com esquizofrenia, o que pode gerar necessidade de prescrição de medicamentos que tratem tais sintomas. Além disso, pode ser indispensável o uso de medicamentos que "cortem" alguns tipos de efeitos colaterais. Exemplo disso é a prescrição de atropina para uso local, a fim de se reduzir salivação excessiva, ou de biperideno (Akineton®), para atenuação dos sintomas extrapiramidais (apesar de ser uma prática ainda realizada, vem caindo em desuso por potenciais malefícios – como o comprometimento cognitivo em longo prazo).

Por fim, é necessário entender que apenas o fato de ter esquizofrenia representa, em si, um grande desafio para qualquer pessoa. Indivíduos com essa doença passam, muitas vezes, a perceber a vida sob o ângulo de incertezas, medos, dificuldades, estigmas etc. Isso pode desencadear, por exemplo, quadros depressivos/ansiosos, que necessitam ser tratados com medicamentos específicos e psicoterapia. Além disso, pessoas com esquizofrenia também desenvolvem outros tipos de doenças, como as clínicas (hipertensão, diabetes, hipercolesterolemia, infarto etc.), que também podem necessitar de tratamentos com outros medicamentos e com profissionais de outras especialidades.

REFERÊNCIAS

CAROFF, S.; CAMPBELL, E. Drug-Induced Extrapyramidal Syndromes. *Psychiatric Clinics Of North America*, [s.l.], v. 39, n. 3, p. 391-411, set. 2016.

Miguel, e.; GENTIL, V.; GATTAZ, w. *Clínica Psiquiátrica*. Barueri, SP: Manole, 2011.

SACCHETTI, E. *et al*. *Adherence to Antipsychotics in Schizophrenia*. Italia: Springer Verlag, 2014.

STAHL, S. *Psicofarmacologia*. Bases neurocientíficas e aplicações práticas. 4. ed. Rio de Janeiro: Guanabara Koogan, 2017.

TRATAMENTO NÃO MEDICAMENTOSO PARA PESSOAS COM ESQUIZOFRENIA

Keliane de Oliveira

Neste capítulo, vamos apresentar informações a respeito do tratamento não medicamentoso para a esquizofrenia respondendo algumas perguntas.

O QUE É O TRATAMENTO NÃO MEDICAMENTOSO?

Como o próprio nome já diz, são as terapias que não utilizam os fármacos, os remédios. São as terapias oferecidas para além da medicação.

POR QUÊ?

É importante recorrer ao tratamento não medicamentoso porque existem sintomas na esquizofrenia que persistem mesmo com uso regular da medicação. São especialmente os sintomas negativos, mas também alguns sintomas cognitivos.

Como já foi visto em capítulos anteriores, a esquizofrenia apresenta vários sintomas. Os mais comuns, e frequentemente associados à esquizofrenia pela população em geral, são os sintomas positivos (delírios e alucinações). Estes são os sintomas que sobressaltam no quadro e que fazem com que a população identifique um comportamento diferente na pessoa com esquizofrenia.

No entanto, existem outros grupos de sintomas, muito importantes, que são comuns na vida das pessoas com esquizofrenia e que tendem a não melhorar com uso da medicação. São os sintomas negativos e cognitivos. Esses grupos de sintomas (apatia, embotamento, isolamento, afeto raso, diminuição da vontade, dificuldade com fluência verbal, dificuldades em tomar decisões, ter iniciativa, fazer planejamentos e executá-los, entre outros) podem não se destacar para a população em geral, mas são altamente incapacitantes, pois tornam as pessoas menos funcionais.

E, se a medicação não tem efeito sobre essas dificuldades, é de suma importância buscar outros tratamentos que tenham.

PARA QUÊ?

É possível observar que o comportamento social é menos exacerbado quando em uso regular da medicação, no entanto existem dificuldades importantes para a realização das tarefas do dia a dia, que implicam na funcionalidade da pessoa. Conviver com esses sintomas é ter frequentemente um desafio para realizar toda e qualquer atividade. É importante cuidar dos sintomas negativos e cognitivos da esquizofrenia para que a pessoa tenha mais funcionalidade.

Funcionalidade é um termo abrangente para funções do corpo, estruturas do corpo, atividades e participação. Ela denota os aspectos positivos da interação entre um indivíduo e os fatores contextuais deste.

Pessoas com esquizofrenia apresentam dificuldades na interação com o contexto, que nem sempre é favorável e positivo. Desse modo, a funcionalidade da pessoa com esquizofrenia é impactada negativamente, tanto pelos sintomas que lhe são característicos, como pelo estigma social em torno dela que se apresenta como importante barreira social.

De forma prática e simples, ser funcional é ter autonomia e independência para cuidar de si, para realizar atividades significativas no dia a dia, para desempenhar papéis ocupacionais, para relacionar-se com as outras pessoas e estabelecer ricas trocas sociais.

Muitos familiares ficam satisfeitos quando as pessoas com esquizofrenia das quais cuidam já não deliram e alucinam, e acreditam que "já está bom assim". Mas a pergunta é: está bom para quem? Às vezes, esse quadro "já é bom" para a família, que consegue cuidar melhor, sem tantos enfrentamentos e convencimentos, que se fazem muitas vezes necessários em momentos de crise. Para a comunidade em geral, às vezes "já está bom" o fato de a pessoa não apresentar um comportamento alterado, por vezes bizarro, na interação com as alucinações e conteúdos delirantes. Mas, para a pessoa com esquizofrenia, como pode estar bom se ela se mantém isolada, sem atividades significativas, com uma rotina empobrecida, com dificuldades em lidar com as próprias emoções? É comum as pessoas com esquizofrenia relatarem sentir que apenas sobrevivem.

Faz-se necessário um grupo de intervenções não medicamentosas que auxiliam tanto a pessoa com esquizofrenia a compreender melhor as suas potencialidades e aprender a lidar com as dificuldades emocionais e práticas do dia a dia, quanto a sua família.

COM QUEM FAÇO O TRATAMENTO NÃO MEDICAMENTOSO?

Existem vários profissionais que podem contribuir no tratamento não medicamentoso na esquizofrenia. Aqui optamos por dar enfoque apenas a algumas áreas, de acordo com a percepção e experiência clínica da autora.

TERAPEUTA OCUPACIONAL

O terapeuta ocupacional é o profissional que avalia as dificuldades da pessoa com esquizofrenia para desempenhar as atividades do dia a dia. Ele analisa o desempenho ocupacional e traça junto com o cliente e sua família o plano de tratamento para potencializar habilidades de desempenho e melhorar sua *performance* ocupacional. Existem terapeutas ocupacionais que trabalham especificamente com pessoas em sofrimento mental e têm, portanto, *expertise* para avaliar e intervir junto a essa população, com objetivo final de potencializar a sua funcionalidade.

Muitas pessoas com esquizofrenia apresentam uma rotina empobrecida, com repertório ocupacional restrito: dificuldades no autocuidado, alterações de apetite, sono irregular, pouca ou nenhuma atividade significativa na rotina, sem atividades de lazer e produtivas, pouca ou nenhuma participação social. Faz-se necessário avaliação minuciosa do desempenho ocupacional e das habilidades de desempenho envolvidas (cognitivas, motoras, emocionais) para então iniciar a intervenção, que compreende atendimentos individuais, em grupo, no domicílio, no território, no consultório e incluindo o grupo familiar.

É comum pessoas com esquizofrenia apresentarem em atendimento terapêutico ocupacional demandas relacionadas aos papéis ocupacionais que não desempenham e que gostariam de desempenhar, tais como: ser estudante, ser trabalhador, ser esposa, ser mãe, ser dona de casa, ser músico, ser voluntário, entre outros. O trabalho do terapeuta ocupacional é focado em melhorar o desempenho nas atividades do dia a dia, possibilitando que a pessoa com esquizofrenia assuma papéis ocupacionais que lhe são significativos, com uma rotina mais estruturada e que seja estimulante.

PSICÓLOGO

O psicólogo é o profissional que vai auxiliar a pessoa com esquizofrenia e sua família no que tange aos aspectos emocionais e comportamentais do quadro. Esse profissional tem contribuições muito importantes na melhoria da relação familiar e instrumentaliza a pessoa com esquizofrenia no uso de estratégias emocionais de enfrentamento e superação para o dia a dia. Auxilia a pessoa com esquizofrenia no seu autoconhecimento, o que fortalece o sentimento de utilidade. Em algumas abordagens, esse profissional ajuda a pessoa com esquizofrenia a superar algumas crenças sobre si mesma por meio de levantamento de evidências em seu próprio dia a dia.

MUSICOTERAPEUTA

O musicoterapeuta tem contribuições importantes no tratamento não medicamentoso, pois traz por meio da música uma possibilidade de expressão e interação, em um processo rico de bem-estar e promoção de saúde. Muitas pessoas com esquizofrenia que conseguem inserir em sua rotina de cuidados o acompanhamento com a musicoterapia relatam melhora importante principalmente no sentimento de pertencimento, mesmo não tendo habilidades musicais. É importante salientar que aqui estamos falando da musicoterapia profissional, que requer formação para exercê-la, e não do uso livre da música apenas como um recurso.

EDUCADORES FÍSICOS

A atividade física regular, devidamente acompanhada por profissional qualificado, é muito importante para as pessoas com esquizofrenia. Possui relação com indicadores de qualidade de vida e também com questões mais específicas frequentemente relatadas por elas, como: ganho de peso após uso prolongado da medicação e lentificação motora. Para além disso, as atividades são comumente feitas em grupo, o que estimula maior participação social e combate alguns sintomas negativos e cognitivos (apatia, diminuição na vontade, tomada de decisão, iniciativa, planejamento etc.). Para o início da atividade física, faz-se necessário autorização médica por meio de relatório.

NEUROPSICÓLOGO

O neuropsicólogo é um profissional que tem importantes contribuições no processo de avaliação das funções cognitivas por meio da realização de testes e baterias neuropsicológicas. Com o auxílio desse profissional, é possível compreender quais são as principais dificuldades cognitivas daquela pessoa, e essa informação vai impactar no processo de intervenção de outros profissionais, favorecendo melhor entendimento de algumas dificuldades da pessoa com esquizofrenia.

Esse profissional também desenvolve processos de reabilitação neuropsicológica que podem melhorar funções cognitivas específicas, tais como memória, atenção, concentração, raciocínio lógico, entre outros.

ONDE ENCONTRO ESSES TRATAMENTOS?

Terapeutas ocupacionais e psicólogos do SUS estão presentes, de forma geral, nos Centros de Atenção Psicossocial (CAPS) para acompanhamento das pessoas que estão em crise. No entanto, geralmente esses profissionais desempenham o papel de referência técnica nas equipes, não oferecendo nos atendimentos toda a sua especificidade. Em alguns CAPS, existem projetos com intervenções mais específicas, inclusive de musicoterapia e de atividade física, aproveitando outros dispositivos do SUS. É preciso identificar em sua cidade como é feita a organização e demandar orientações nas Unidades Básicas de Saúde (UBS).

As universidades também oferecem em suas clínicas-escolas o atendimento dos referidos profissionais. No caso da neuropsicologia, é possível entrar em contato com cursos de especialização na área e entender como se candidatar para o tratamento. Existem também os profissionais que atendem pelos convênios e pela rede privada.

É importante discutir com o psiquiatra que acompanha a pessoa com esquizofrenia sobre quais profissionais podem contribuir mais em cada caso, bem como solicitar indicação para que seja possível posterior diálogo entre a equipe assistente, o que potencia os ganhos em todo o processo.

COMO ELE ACONTECE?

O tratamento não medicamentoso pode ser individual ou coletivo, por encaminhamento médico ou demanda espontânea. Vai depender das necessidades de cada um e do foco de intervenção de cada profissional. Geralmente o acompanhamento psicológico é individual, mas em algum momento o profissional pode ver benefícios de um atendimento em grupo. O tratamento terapêutico ocupacional geralmente se dá tanto individualmente como em grupo, a depender do momento da pessoa com esquizofrenia e da sua evolução. Da mesma forma se dá o acompanhamento da musicoterapia e dos educadores físicos. Já a intervenção neuropsicológica geralmente é feita de forma individual.

Guarde com atenção: somente o tratamento medicamentoso NÃO vai garantir aumento na funcionalidade e melhor qualidade de vida para a pessoa com esquizofrenia. O ideal é associar o tratamento medicamentoso (psiquiátrico) às intervenções não medicamentosas. Agora você já sabe um pouco mais sobre o tratamento não medicamentoso e pode conversar com o psiquiatra a esse respeito. Ao selecionar um profissional para o acompanhamento da pessoa com esquizofrenia, tenha em mente essas diretrizes e questione sobre as melhores maneiras de potencializar suas habilidades para viver de uma forma mais ativa, funcional, emocionalmente mais equilibrada e com mais prazer. Esquizofrenia e funcionalidade podem sim andar juntas!

REFERÊNCIAS

DRUMMOND, A. F.; REZENDE, M. B. *Intervenções da Terapia Ocupacional*. Belo Horizonte: Ed. UFMG, 2008.

NOTO, C. S.; BRESSAN, R. A. *Esquizofrenia*: avanços no tratamento multidisciplinar. Porto Alegre: Artmed, 2012.

ORGANIZAÇÃO MUNDIAL DA SAÚDE (OMS). *Classificação internacional de funcionalidade, incapacidade e saúde*. São Paulo: Edusp, 2003.

POSSIBILIDADES DE TRABALHO PARA PESSOAS COM ESQUIZOFRENIA

Breno Fiúza Cruz
Patrícia Siqueira Silveira

INTRODUÇÃO

A esquizofrenia afeta cerca de 25 milhões de pessoas em todo o mundo. Apesar de ser um transtorno mental tratável, mais de 50% das pessoas com esquizofrenia não têm acesso ao tratamento adequado e 90% das pessoas portadoras do transtorno não tratadas vivem em países em desenvolvimento.

Um erro comum, mas prejudicial, é identificar pessoas com esquizofrenia simplesmente com um diagnóstico clínico. O termo inapropriado "esquizofrênico" é comumente usado pelo público e até mesmo por profissionais de saúde para se referir a uma pessoa que vive com esquizofrenia. Esse termo eclipsa a natureza humana e social do indivíduo e o torna puramente um diagnóstico. As pessoas que vivem com esquizofrenia sofrem discriminação e violação de seus direitos dentro e fora das instituições. No cotidiano, enfrentam grandes problemas nas áreas de educação, emprego e acesso à moradia e aos serviços de saúde.

A gravidade de uma doença ou transtorno mental em geral reflete a interação entre as características de uma pessoa e as características da sociedade. Prejuízos e morbidade experimentados por pessoas que vivem com esquizofrenia não são puramente causados por patologia do cérebro.

Desde aqueles que enfrentam o transtorno todos os dias de suas vidas, incluindo suas famílias, amigos, médicos e até mesmo a sociedade de forma geral, todos temos um papel a desempenhar na sensibilização para essa condição. É necessário garantir que as pessoas com esquizofrenia obtenham o melhor cuidado possível, apoio para conviver com a doença e ajuda para se recuperar.

A esquizofrenia afeta a forma como uma pessoa pensa, sente e age, mas é, na realidade, uma palavra que descreve uma série de sintomas que a psiquiatria denomina como um transtorno. Nem todas as pessoas com esquizofrenia têm os mesmos sintomas e a definição do transtorno é ampla, incluindo uma série de combinações de diversos fatores.

A esquizofrenia pode tornar mais difícil para as pessoas julgarem a realidade, lidarem com emoções e interpretá-las e dificultar o pleno exercício da cidadania, muito em parte devido ao estigma e preconceito que a condição acarreta. Assim, iniciativas como a facilitação à inserção no mercado de trabalho são fundamentais para a sociedade oferecer possibilidades para a plena inclusão social das pessoas com essa condição.

Pessoas com esquizofrenia podem se recuperar. Os usuários dos serviços de saúde, suas famílias, comunidades e os profissionais de saúde e assistência social precisam reconhecer essa possibilidade e manter uma esperança realista durante o tratamento. No entanto, para a maioria da população afetada no mundo real, especialmente aqueles com baixo apoio psicossocial, essa será uma jornada longa e extenuante. O trabalho pode e deve desempenhar a função de facilitar o pleno exercício da cidadania e da capacidade dessas pessoas.

As pessoas com esquizofrenia acreditam que são estigmatizadas no trabalho e na comunidade. Entretanto, o trabalho assalariado confere melhoria na qualidade de vida delas.

Ter a oportunidade de trabalhar é importante para as pessoas com esquizofrenia porque as mobiliza e incentiva o autocuidado. Sair para trabalhar ajuda a superar o isolamento social, pois encontram pessoas com dificuldades semelhantes e também aquelas que não sofrem de transtornos mentais. A gratificação financeira permite um senso de independência e a capacidade de desenvolver habilidades para planejar e controlar sua renda.

A participação no trabalho fornece as condições para o desenvolvimento de um senso unificado do eu que reconcilia saúde e doença. Essa participação também apresenta um papel fundamental no reconhecimento do transtorno mental e na construção de uma identidade própria e coletiva. Ela também fornece a oportunidade para se avaliar as várias expressões do transtorno mental e para confrontar as diversas realidades a que podem estar submetidas as pessoas com esquizofrenia, por meio da interação entre trabalho e transtorno mental.

O alto valor que a sociedade dá ao trabalho pode encorajar os indivíduos a encontrarem novas formas de entender e viver com um transtorno mental.

Estudos também demonstram que pessoas com esquizofrenia apresentam a capacidade de manejar as demandas sociais e de tarefas que o ambiente de trabalho exige. O trabalho é uma fonte de orgulho às pessoas com transtornos mentais e um ponto de separação da identidade indesejada de "paciente psiquiátrico".

A LEGISLAÇÃO SOBRE TRABALHO E OS TRANSTORNOS MENTAIS

Apesar dos benefícios da inserção no mercado de trabalho, muitas vezes a pessoa com esquizofrenia não consegue a plena inserção no mercado de trabalho competitivo. Para mudar essa perspectiva, é necessário políticas públicas que fomentem a inserção dessas pessoas. Vamos ilustrar neste texto a experiência do Projeto Estadual de Inclusão de Pessoas com Deficiência no Mercado de Trabalho, da Superintendência Regional do Trabalho em Minas Gerais. Entretanto, começaremos abordando a legislação sobre o tema.

Ainda em 1991, a Lei nº 8.213, que dispõe sobre os Planos de Benefícios da Previdência Social, na subseção que trata da "Da Habilitação e da Reabilitação Profissional", integrante da seção "Dos Serviços", determinou a obrigatoriedade de empresas com 100 ou mais empregados contratarem "pessoas portadoras de deficiência habilitadas [...]", conforme disposto em seu artigo 93, a seguir transcrito, dando origem à chamada "Lei de Cotas para Pessoas com Deficiência no Brasil":

> A empresa com 100 (cem) ou mais empregados está obrigada a preencher de 2% (dois por cento) a 5% (cinco por cento) dos seus cargos com beneficiários da Previdência Social reabilitados ou com pessoas portadoras de deficiência habilitadas, na seguinte proporção:
> I – até 200 empregados, 2%;
> II – de 201 a 500 empregados, 3%;
> III – de 501 a 1000 empregados, 4%;
> IV – de 1001 em diante, 5%.

Entretanto, até o ano de 2008, os tipos de deficiências consideradas para preenchimento dessas cotas eram:

- FÍSICA
- AUDITIVA
- VISUAL
- MENTAL
- MÚLTIPLA.

Devemos observar que os termos utilizados na legislação e nos locais de tratamento de saúde são diferentes. A esquizofrenia não é considerada uma deficiência mental pelos profissionais da saúde e, até 2008, também não era considerada deficiência, para efeito do benefício das cotas de trabalho.

Para a legislação (Decreto nº 3.298, de 1999), a deficiência mental, até o ano de 2008, era definida como

> [...] funcionamento intelectual significativamente inferior à média, com manifestação antes dos dezoito anos e limitações associadas a duas ou mais áreas de habilidades adaptativas, tais como:
> a) comunicação;
> b) cuidado pessoal;
> c) habilidades sociais;
> d) utilização da comunidade;
> d) utilização dos recursos da comunidade; (Redação dada pelo Decreto nº 5.296, de 2004)
> e) saúde e segurança;
> f) habilidades acadêmicas;
> g) lazer; e
> h) trabalho.

Observa-se que o quadro acima é definido pela Classificação Internacional das Doenças da Organização Mundial de Saúde, em sua décima edição (CID-10), como *Retardo Mental*. Assim, as pessoas com esquizofrenia não eram, por esse conceito, contempladas pela legislação para preencherem as vagas obrigatórias que as empresas devem fornecer às pessoas com deficiência.

Entretanto, a partir de 2008, esse cenário começou a mudar. Nesse ano foi celebrada a Convenção sobre os Direitos das Pessoas com Deficiência, da Organização das Nações Unidas (ONU), que ampliou o conceito de deficiência. Essa convenção foi acolhida pelo Brasil em 2009 e o novo conceito de pessoa com deficiência por ela trazido foi incorporado, em 2015, à Lei Brasileira da Inclusão – Estatuto da Pessoa com Deficiência. De acordo com a Lei Brasileira da Inclusão (LBI), em seu artigo 2º:

> Considera-se pessoa com deficiência aquela que tem impedimento de longo prazo de natureza física, MENTAL, intelectual ou sensorial, o qual, em interação com uma ou mais barreiras, pode obstruir sua participação plena e efetiva na sociedade em igualdade de condições com as demais pessoas.

Esse artigo também considera que a avaliação da deficiência deve abranger os aspectos biopsicossociais do indivíduo, como explicitado em seu primeiro parágrafo:

> § 1º A avaliação da deficiência, quando necessária, será biopsicossocial, realizada por equipe multiprofissional e interdisciplinar e considerará:
> I – os impedimentos nas funções e nas estruturas do corpo;
> II – os fatores socioambientais, psicológicos e pessoais;
> III – a limitação no desempenho de atividades; e
> IV – a restrição de participação.

Com a Convenção e, como não poderia deixar de ser, com a LBI, sob pena de inconstitucionalidade, a deficiência passa a não ser mais tratada como um atributo do indivíduo, decorrente de uma doença, mas um conjunto complexo de situações, muitas das quais criadas pelo ambiente social. Essa nova visão, inclusive, está de acordo com o conceito de saúde da Organização Mundial de Saúde (OMS), que a define como "um estado de completo bem-estar físico, mental e social e não somente ausência de afecções e enfermidades". Como as pessoas com esquizofrenia sofrem com estigmatização e preconceito em relação à sua condição, além de apresentarem sofrimento mental significativo, a esquizofrenia pode se enquadrar como uma deficiência nos termos da legislação, e essas pessoas têm agora a chance de se beneficiar das cotas de trabalho destinadas às pessoas com deficiência.

Algumas pessoas acham que a inclusão das pessoas com esquizofrenia como "pessoas com deficiência" pode aumentar ainda mais o estigma e o preconceito. Outros acham que essa inclusão foi benéfica, pois acrescentou um direito para essas pessoas, tão carentes de proteção e auxílio. Independentemente de como pensamos sobre isso, o fato é que essa mudança na legislação facilitou a inserção das pessoas com esquizofrenia no mercado de trabalho, ampliando as possibilidades de alcançar a saúde e plena recuperação. E, como já ressaltamos anteriormente, os termos da legislação não são os mesmos utilizados pelos profissionais da saúde. A esquizofrenia continua sendo vista como um transtorno MENTAL por esses profissionais.

O PROJETO DE INCLUSÃO NO MERCADO DE TRABALHO DAS PESSOAS COM SOFRIMENTO MENTAL

Para se fazer valer a lei e efetivamente iniciar a inserção das pessoas com transtornos mentais no mercado de trabalho, em 2014 a Superintendência Regional do Trabalho em Minas Gerais criou o Projeto de Inclusão no Mercado de Trabalho das pessoas com sofrimento mental, apoiando-se no conceito de que a deficiência psicossocial está incluída no rol das deficiências beneficiadas pelo sistema de cotas, como dissemos anteriormente. A forma escolhida para a entrada dessas pessoas no mercado de trabalho, de modo gradual, com prazo de adaptação, foi a aprendizagem profissional.

A aprendizagem profissional é um contrato de trabalho previsto na CLT com o objetivo de formação técnico-profissional. São três as partes envolvidas: o aprendiz, a empresa e a entidade que irá ministrar a aprendizagem (Sistema "S", como o SENAC, ou outra entidade autorizada pelo Ministério do Trabalho). Essa modalidade de entrada no mercado de trabalho permite que o aprendiz, a entidade formadora e a empresa contratante dividam e compartilhem direitos e responsabilidades.

Aspectos muito interessantes e que facilitam a entrada das pessoas com esquizofrenia no mercado de trabalho por meio da aprendizagem profissional são a não existência de limite máximo de idade para o aprendiz com deficiência e a não exigência de escolaridade mínima – é necessária apenas a condição de acompanhamento do curso oferecido. Assim, até idosos podem participar, sendo consideradas as habilidades e competências relacionadas com a profissionalização, e não a escolaridade.

Outro aspecto importante é que a contratação da pessoa com deficiência como aprendiz não acarreta a suspensão do Benefício de Prestação Continuada (BPC), limitado a 2 anos o recebimento concomitante da remuneração e do benefício.

Como não são firmados contratos de aprendizagem com prazo superior a 2 anos, durante a aprendizagem profissional aqueles que recebem o benefício podem receber, ao mesmo tempo, a remuneração da aprendizagem. Cumpre esclarecer que, quando contratado como empregado celetista, não aprendiz, o benefício é suspenso.

O Ministério do Trabalho é o articulador e coordenador do projeto e estabelece parcerias com locais de atendimento de saúde e reabilitação psicossocial das pessoas, como as secretarias municipais de saúde, no caso de Belo Horizonte, por meio dos Centros de Convivência. Em 2019, o Hospital das Clínicas da UFMG também se tornou um parceiro do projeto. As entidades formadoras, que oferecem os cursos de capacitação, são o SENAC e a Rede Cidadã. O projeto busca a inserção ao trabalho em empresas que tenham o perfil inclusivo.

Devem ser observados alguns critérios para a inclusão no projeto:

> 1) Diagnóstico (esquizofrenia e outros transtornos psicóticos, exceto os breves);
> 2) Ter o desejo de inserção no mercado formal de trabalho;
> 3) Estar estabilizado;
> 4) Estar aderido ao tratamento;
> 5) Não estar aposentado ou afastado pelo INSS;
> 6) Compartilhamento da indicação com os profissionais de referência (equipe de saúde mental)

Durante o período de aprendizagem, o participante do projeto tem a carteira de trabalho assinada, é remunerado conforme as horas trabalhadas ou em treinamento (salário mínimo-hora), tem recolhido o FGTS na alíquota de 2% e direito a vale transporte. Após 12 ou 16 meses, dependendo da entidade formadora e do curso escolhido, ocorre o fim da aprendizagem e o participante é contratado como empregado da empresa, com todos os direitos assegurados pela Consolidação das Leis do Trabalho (CLT). Reuniões periódicas com todos os envolvidos no projeto são realizadas durante todo o processo.

Espera-se, com esse projeto, que as pessoas com esquizofrenia possam ter o suporte necessário para o ingresso no mercado de trabalho de forma gradual, aumentando a chance de êxito e, com isso, utilizando-se do trabalho como forma de cidadania, inserção social e diminuição do estigma.

INFORMAÇÕES ÚTEIS

- Núcleo de Igualdade de Oportunidades do Ministério do Trabalho (SRTE/MG). Rua Tamoios, 596, 3º andar, Centro, BH. Telefone: 3270-6156.
- Prefeitura de Belo Horizonte – Coordenadoria das Pessoas com Deficiência. Rua Tupis, 149, 10º andar, Centro, BH. Telefone: 3377-4105/3277-6949.
- Prefeitura de Belo Horizonte – Secretaria de Saúde. Av. Afonso Pena, nº 2.336 – Funcionários, BH. Telefone: 3277-6392.
- Rede Cidadã. Av. dos Andradas, 302 – Centro, BH. Telefone: 3236-1600.
- Senac – Aprendizagem Profissional. Rua Tupinambás, 1038 – Centro, BH.

REFERÊNCIAS

BRASIL. *Decreto nº 5.296*, de 2 de dezembro de 2004. Regulamenta as Leis nº 10.048, de 8 de novembro de 2000, que dá prioridade de atendimento às pessoas que especifica, e 10.098, de 19 de dezembro de 2000, que estabelece normas gerais e critérios básicos para a promoção da acessibilidade das pessoas portadoras de deficiência ou com mobilidade reduzida, e dá outras providências. Disponível em: http://www.planalto.gov.br/ccivil_03/_Ato2004-2006/2004/Decreto/D5296.htm. Acesso em: 28 jun. 2019.

BRASIL. *Lei nº 13.146*, de 6 de julho de 2015. Institui a Lei Brasileira de Inclusão da Pessoa com Deficiência (Estatuto da Pessoa com Deficiência). http://www.planalto.gov.br/ccivil_03/_ato2015-2018/2015/lei/l13146.htm. Acesso em: 28 jun. 2019.

BRASIL. *Lei nº 8.213*, de 24 de julho de 1991. Dispõe sobre os Planos de Benefícios da Previdência Social e dá outras providências. Disponível em: http://www.planalto.gov.br/ccivil_03/leis/l8213cons.htm. Acesso em: 28 jun. 2019.

BRYSON, G.; LYSAKER, P.; BELL, M. Quality of life benefits of paid work activity in schizophrenia. *Schizophr Bull*, v. 28, n. 2, p. 249-257, 2002.

KRUPA, T. Employment, recovery, and schizophrenia: integrating health and disorder at work. *Psychiatr Rehabil J.*, v. 28, n. 1, p. 8-15, 2004.

OPAS. Dia Mundial da Saúde Mental 2014 tem como tema "Vivendo com a esquizofrenia". Disponível em: https://www.paho.org/bireme/index.php?option=com_content&view=article&id=254:dia-mundial-da-saude-mental-2014-tem-como-tema-vivendo-com-a-esquizofrenia&Itemid=183&lang=pt. Acesso em: 15 maio 2019.

PAŃCZAK, A.; PIETKIEWICZ, I. Work activity in the process of recovery – an interpretive phenomenological analysis of the experiences of people with a schizophrenia spectrum diagnosis. *Psychiatr Pol*, v. 50, n. 4, p. 805-826, 2016.

SCHULZE, B.; ANGERMEYER, M. C. Subjective experiences of stigma. A focus group study of schizophrenic patients, their relatives and mental health professionals. *Soc Sc Med*, n. 56, p. 299-312, 2003 Feb.

YASAMY, M. T. *et al*. Living a healthy life with schizophrenia: paving the road to recovery. Disponível em: https://www.who.int/mental_health/world-mental-health-day/paper_wfmh.pdf. Acesso em: 15 maio 2019.

O QUE FAMILIARES E CUIDADORES DEVEM SABER PARA AJUDAR OS PACIENTES COM ESQUIZOFRENIA?

Lucas Machado Mantovani

Questionamentos a respeito do papel de pais, mães e familiares no tratamento de pessoas com esquizofrenia surgiram com bastante intensidade no início dos anos 1960, quando se iniciou um grande movimento internacional de desospitalização. A descoberta do primeiro medicamento antipsicótico (clorpromazina) na década anterior foi revolucionária e tornou possível um consistente retorno para casa das pessoas que anteriormente passavam longos períodos internadas e distantes de seus familiares.

O que hoje se convencionou chamar de "Reforma Psiquiátrica" foi na verdade um processo progressivo de revisão do modelo assistencial na Psiquiatria, alinhado ao movimento de reforma sanitária do período pós-guerra. Independentemente das motivações ou dos países envolvidos, praticamente todos os textos e leis a esse respeito tratavam como uma prioridade o retorno das pessoas com adoecimento mental para o tratamento comunitário e o aumento do protagonismo das famílias.

Na Inglaterra, as equipes responsáveis pelo acompanhamento dos pacientes no pós-alta e na readaptação ao ambiente familiar logo passaram a perceber que existiam dois padrões bem definidos de convívio em casa: um que favorecia o bom andamento do tratamento, e outro que interferia negativamente no bem-estar do paciente. Ao primeiro grupo, deram o nome de famílias de baixa emoção expressa (Baixa EE) e, ao segundo, de elevada emoção expressa (Elevada EE). É importante dizer nesse momento que a terminologia "emoção expressa" não diz respeito a amor, afeto ou carinho, mas sim a uma forma de se relacionar, que pode ser resumida da seguinte maneira (FIGURA 1):

1. Baixa EE: os familiares desenvolvem estratégias positivas para lidar com as dificuldades, como, por exemplo, propor ao familiar com esquizofrenia uma atividade de distração naqueles momentos de maior ansiedade.
2. Elevada EE: os familiares têm uma forma de relacionamento com a pessoa doente que envolve recorrentes comentários críticos, falas e atitudes de hostilidade e um superenvolvimento afetivo.

Figura 1 – Emoção Expressa

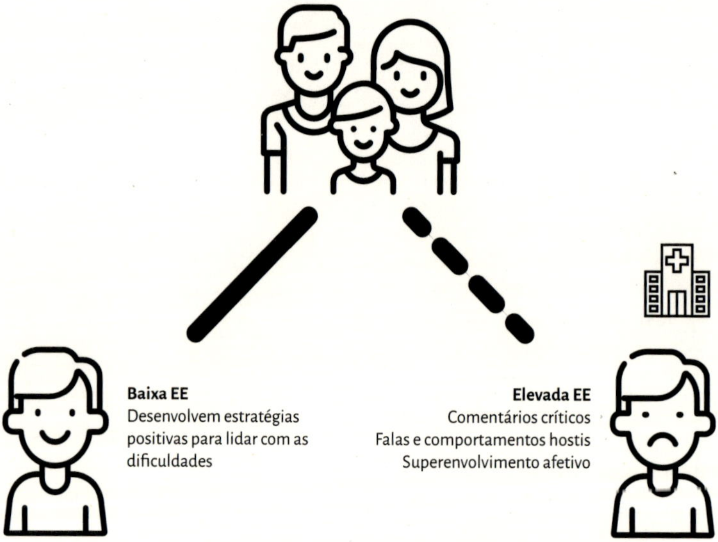

Fonte: Elaboração própria.

Pelo exposto, um ambiente de baixa EE está longe de ser um ambiente de "frieza emocional", mas sim de acolhimento, compreensão e envolvimento com as particularidades de quem tem esquizofrenia. Por sua vez, a consequência mais observável de famílias com um padrão de elevada EE é um comportamento e uma adaptação pior do familiar doente, decorrente de sintomas psicóticos mais pronunciados, maior ansiedade e depressão. Como consequência, novas crises e recorrentes idas ao hospital para novas internações tornam-se uma realidade, mesmo com satisfatória aderência ao tratamento proposto.

O QUE É "EMOÇÃO EXPRESSÃO" E PORQUE É IMPORTANTE PARA FAMILIARES E PACIENTES COM ESQUIZOFRENIA?

O desenvolvimento de diferentes formas de relacionamento entre familiares pode se dar por várias razões, mesmo entre pessoas absolutamente saudáveis. No caso da esquizofrenia, é muito importante ressaltar que há um elemento adicional de natureza histórica, isto é, de como a doença foi classificada, descrita e compreendida ao longo das décadas. Adiante, realizaremos uma comparação sobre como a doença e o seu tratamento foram compreendidos no passado, e de que modo entendemos que a esquizofrenia deve ser abordada nos dias atuais.

Um ponto essencial e tradicionalmente gerador de culpa entre pais e mães é a ideia ultrapassada de que a esquizofrenia é uma doença de desenvolvimento puramente psicológico, explicada por problemas nas relações entre pais e filhos. Na verdade, o entendimento atual é o de que a esquizofrenia é uma doença de base biológica, e que pode ocorrer inclusive em famílias que funcionam perfeitamente bem. Nesse mesmo sentido, a pessoa com esquizofrenia já foi entendida como uma vítima de uma família disfuncional de uma forma geral, e que seus sintomas nada mais eram do que a expressão, por meio de indícios, de um adoecimento de toda a família. É importante dizer, de forma bem enfática, que a ***família não é a causa da esquizofrenia***, podendo apenas modificar a maneira como a doença evolui.

Era comum no passado que a abordagem da família de pessoas com esquizofrenia se desse com o objetivo de corrigir os pretensos problemas de convivência e de vínculos, isto é, a família era o objeto do tratamento. A compreensão atual é a de que a abordagem da família deve ajudá-la a lidar melhor com o familiar doente; sendo assim, a *família* é entendida como *aliada do tratamento* do paciente. Atualmente, o foco deve ser no apoio, na oferta de informações confiáveis e na troca de experiências para o encontro de soluções.

Os conceitos fundamentais sobre a esquizofrenia, e que devem ser compreendidos de maneira muito clara por todos os familiares, de modo a diminuir sentimentos como culpa e ressentimento, estão resumidos no Quadro 1.

Quadro 1 – Conceitos fundamentais sobre a esquizofrenia para familiares

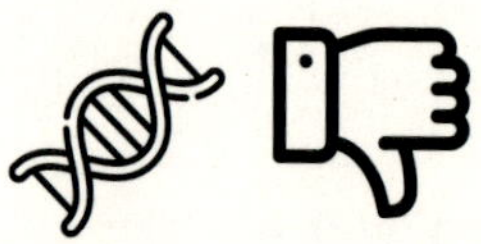	A esquizofrenia é uma doença de **base biológica**, que se desenvolve quando mudanças inesperadas da vida colocam à prova a capacidade de uma **pessoa vulnerável** de lidar com problemas.
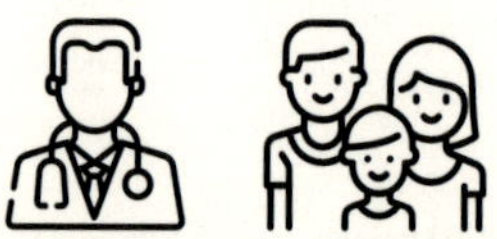	Os familiares **não são culpados** pelo desenvolvimento da esquizofrenia, mas devem ser envolvidos como **parte fundamental do tratamento**.
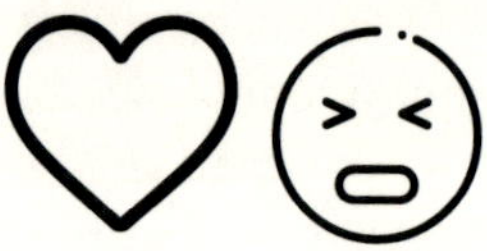	Independentemente do amor envolvido, viver com uma pessoa com esquizofrenia pode ser difícil e significa uma chance aumentada de **sobrecarga e sentimento crônico de cansaço**.
	**Informações a respeito da doença** e dos problemas cotidianos no convívio devem ser compartilhadas e o trabalho organizado, levando em consideração o conhecimento dos profissionais e dos familiares

Fonte: Elaboração própria.

ESQUIZOFRENIA E SOBRECARGA FAMILIAR

A esquizofrenia é uma doença mental grave, muito relacionada a dificuldades sociais e ocupacionais para os pacientes e potencialmente trabalhosa ao longo da vida para aquelas pessoas que assumem o papel de cuidadores. Na maior parte dos casos, como vem sendo discutido ao longo do texto, são os próprios familiares que se desdobram para darem conta de compensar as dificuldades dos pacientes, como orientar sobre o autocuidado, levar ao médico, administrar os medicamentos e auxiliar em tarefas básicas dentro e fora de casa. E tudo isso paralelamente às suas próprias questões, seus próprios desafios e sonhos pessoais.

A sobrecarga familiar é um conceito importante e vem sendo reconhecida como crucial para a qualidade das relações na esquizofrenia, e mesmo de outras doenças crônicas. Não importa o quanto se dediquem, amem ou cuidem de seus entes doentes, todos os familiares estão sujeitos a se sentirem sobrecarregados em algum momento. Além do sofrimento natural a que estão sujeitos os cuidadores, sobrecarga elevada significa um potencial maior para elevada emoção expressa e todas as suas consequências já discutidas. Dessa forma, cria-se um círculo vicioso que contribui para perpetuar tanto o sofrimento do paciente quanto o do familiar (FIGURA 2).

Figura 2 – Sobrecarga familiar

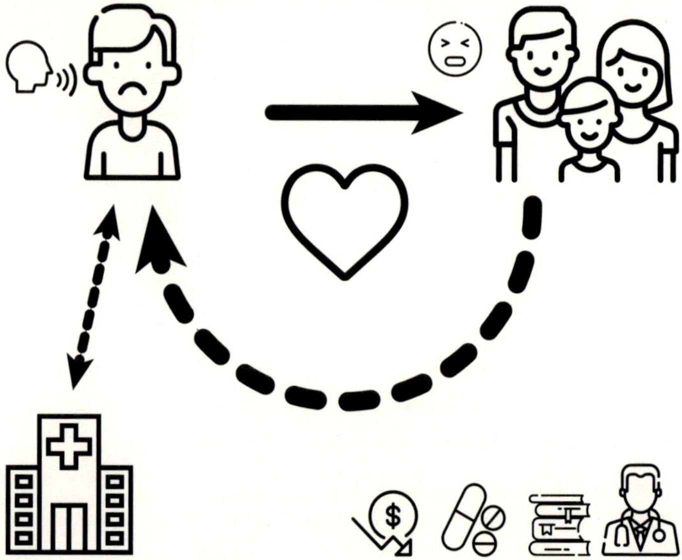

Fonte: Elaboração própria.

São reconhecidos dois tipos de sobrecarga familiar, a objetiva e a subjetiva. A sobrecarga objetiva é aquela que podemos perceber de forma mais evidente ou medir sua repercussão, como, por exemplo, o tempo dispendido no cuidado com o paciente, o dinheiro gasto, ou as necessárias mudanças nas rotinas da casa. Já a sobrecarga subjetiva é mais sutil, pois se refere a aspectos como a repercussão emocional de cuidar de alguém doente, sentimentos de culpa, medo, raiva e preocupações com o futuro.

Nem todas as famílias vivenciam a sobrecarga da mesma forma. A propensão à presença de sobrecarga depende de algumas particularidades do paciente, do cuidador e mesmo do contexto de tratamento. Pais e mães tendem a se sentir mais sobrecarregados do ponto de vista subjetivo, o que está relacionado a um adoecimento mais precoce e com menor autonomia e independência do familiar doente. Já a presença de sintomas negativos, tais como retraimento emocional e baixa motivação, e a baixa aderência ao tratamento estão muito relacionadas à ocorrência de sobrecarga objetiva. Fatores ambientais, como o apoio das equipes de tratamento, o nível da psicoeducação ofertada aos familiares a respeito da doença, e mesmo o contexto econômico, influenciam na sobrecarga familiar de uma maneira geral.

QUAIS FAMÍLIAS PRECISAM DE AJUDA?

Num contexto ideal, todos os familiares de pessoas com esquizofrenia deveriam receber um acompanhamento amplo e completo. No entanto, alguns familiares sabidamente possuem menos dificuldade no cuidado, como discutido nos parágrafos anteriores. Além disso, os recursos são limitados e muitas vezes os serviços responsáveis pelo tratamento em saúde mental precisam estabelecer critérios para priorizar alguns contextos em detrimento de outros.

Famílias com elevada emoção expressa devem ser cuidadas prioritariamente. Existe um instrumento específico para fazer esse tipo de avaliação, chamado Entrevista Familiar de Camberwell. Ainda que muito importantes, na prática os instrumentos acabam dando lugar a percepções clínicas aguçadas e mais pragmáticas, que de uma certa forma possuem boa correlação com o que os testes costumam indicar. Desse modo, podemos dizer que os seguintes perfis familiares são prioritários:

- familiares vivendo com pacientes que têm mais de uma crise por ano, mesmo tomando os medicamentos corretamente;
- familiares que entram em contato com mais frequência com os serviços para solicitar orientações e ajuda;
- familiares que entram mais facilmente em discussões e brigas corporais, envolvendo, às vezes, até a polícia;
- famílias nas quais um único familiar, mais comumente a mãe, seja integralmente responsável pelos cuidados do paciente.

PSICOEDUCAÇÃO FAMILIAR COMO ESTRATÉGIA DE AJUDA ÀS FAMÍLIAS

A psicoeducação é um processo no qual profissionais oferecem a familiares (ou, em alguns casos, até a pacientes) informações básicas, suporte e treinamento em técnicas de manejo de uma doença. Todo serviço de saúde mental que faz acompanhamento de pacientes com esquizofrenia, particularmente extra-hospitalar, deveria oferecer em cada um de seus programas terapêuticos individuais a opção de participação em grupos de psicoeducação familiar, especialmente para as situações prioritárias listadas na seção anterior.

A duração de um programa de psicoeducação familiar é variável, assim como a frequência e o grau de aprofundamento nos temas. Entretanto, os encontros devem ser desenvolvidos com base num roteiro que envolve necessariamente os temas organizados no Quadro 2.

Quadro 2 – Temas fundamentais para um trabalho de psicoeducação familiar em esquizofrenia

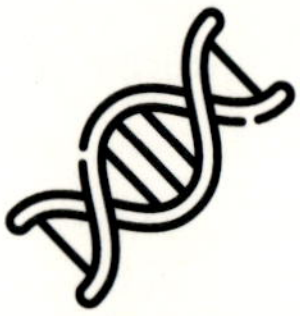

Causa

- A família não tem culpa da doença.
- A herança genética contribui com uma parte, mas há inúmeros outros fatores ainda desconhecidos.

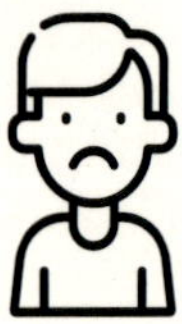

Sintomas negativos

- Dificuldades de expressão emocional, falta de motivação e retraimento social são causados pela doença e o paciente não tem controle sobre eles.
- Não melhoram com os medicamentos, mas podem ter um alívio 1 ou 2 anos após a crise.

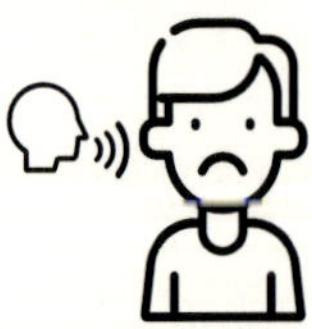

Sintomas positivos

- Delírios e alucinações são experiências muito individuais e variam bastante de pessoa para pessoa.
- Para o paciente, são uma verdade absoluta, e não devem ser abordados ou comunicados como "imaginação" ou "sem sentido".

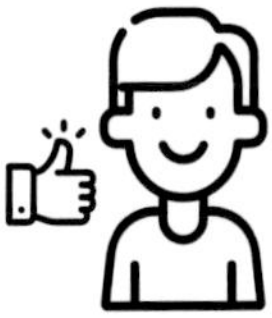

Prognóstico

- Uma em cada quatro pessoas pode se recuperar plenamente e permanecer bem por longos anos.
- A maior parte dos pacientes vai se recuperar a ponto de viver vidas plenas e com qualidade, fora do hospital.

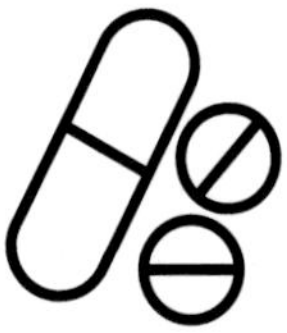

Tratamento

- Os medicamentos tratam uma parte da doença e são importantes para melhorar o prognóstico no longo prazo.
- Acompanhamento psicossocial, terapias, reabilitação cognitiva e reinserção no mercado de trabalho e no convívio social devem estar presentes.

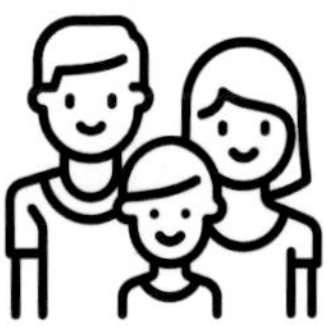

Família

- A doença torna a pessoa mais sensível a vivências estressantes, que, na medida do possível, devem ser reduzidas ao máximo.
- Familiares sobrecarregados devem ser acompanhados individualmente, para suas próprias questões.

Fonte: Elaboração própria.

ONDE LER SOBRE O ASSUNTO?

O mercado editorial brasileiro, em comparação com o que encontramos em outros países do mundo, é bastante tímido quando o assunto é literatura de divulgação para pacientes e familiares. Quando tratamos da esquizofrenia, o leque de opções é ainda mais restrito. Em junho de 2019, realizamos uma pesquisa em três grandes livrarias virtuais brasileiras (Americanas, Submarino e Amazon), buscando títulos que possuíam a palavra "Esquizofrenia" em seu conteúdo. Tivemos como retorno uma variação entre 16 e 64 títulos que atendiam a esse critério. Entretanto, quando verificamos o público-alvo das publicações, identificamos somente quatro obras direcionadas a pacientes e familiares, o que listaremos a seguir, no Quadro 3.

Quadro 3 – Livros sobre esquizofrenia para familiares no mercado editorial brasileiro

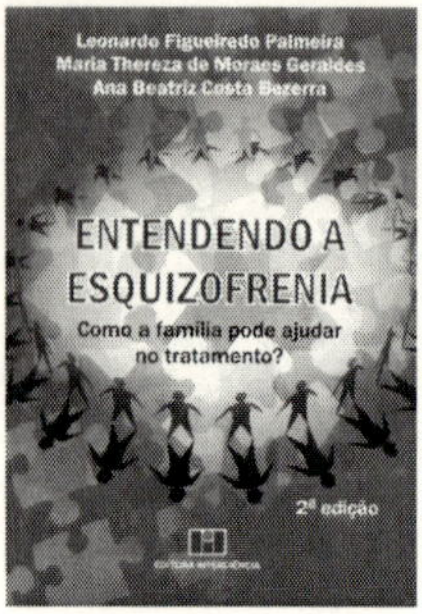

Entendendo a Esquizofrenia. Como a Família Pode Ajudar no Tratamento?

- Autores: Leonardo Figueiredo Palmeira, Maria Thereza de Moraes Geraldes e Ana Beatriz Costa Bezerra
- Editora: Interciência, 2ª Edição (2013)
- Páginas: 286
- Sinopse: É possível se recuperar da esquizofrenia? O que pacientes que se recuperaram têm a nos ensinar? A segunda edição deste livro vai além do objetivo da primeira, que foi levar às famílias o conhecimento sobre a doença para que elas fossem facilitadoras do processo de recuperação. Além de como prevenir recaídas, agora queremos saber como pacientes se recuperaram da esquizofrenia e hoje levam uma vida normal. E para isso chamamos os próprios pacientes para contarem suas experiências.

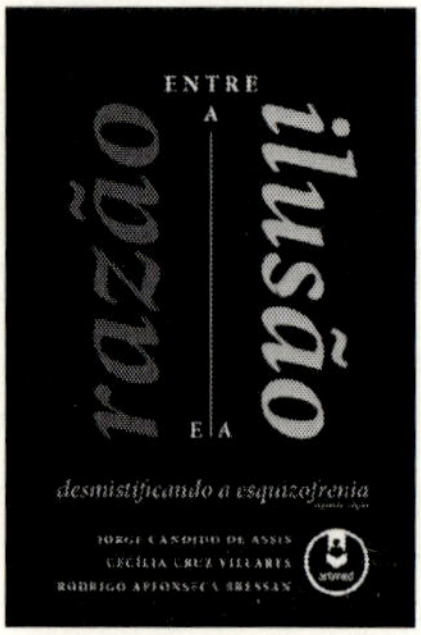

Entre a Razão e a Ilusão: Desmistificando a Esquizofrenia

- Autores: Jorge Cândido de Assis, Cecília Cruz Villares e Rodrigo Affonseca Bressan
- Editora: Artmed, 2ª Edição (2013)
- Páginas: 230
- Sinopse: Entre a razão e a ilusão – desmistificando a esquizofrenia trata da experiência de enlouquecer. Escrito por um portador do transtorno e por profissionais e pesquisadores que se dedicam ao tema, este livro é um convite para que o leitor construa um entendimento próprio sobre o processo de enlouquecer, ficar psicótico e conviver com essa condição ao longo da vida. Com linguagem acessível e utilizando vários recursos – como ilustrações, dicas e exemplos clínicos –, os autores abordam o transtorno e as situações que o permeiam a partir de questões como: A esquizofrenia é uma doença do cérebro ou da mente? Como ela surge? Como a família lida com o fato de um de seus membros ter esquizofrenia? Ela pode ajudá-lo? Quais são os tratamentos para esquizofrenia e como eles funcionam? Quando a internação é necessária? A esquizofrenia muda com o tempo? Como acontece a recuperação? Por que é possível ter esperança?

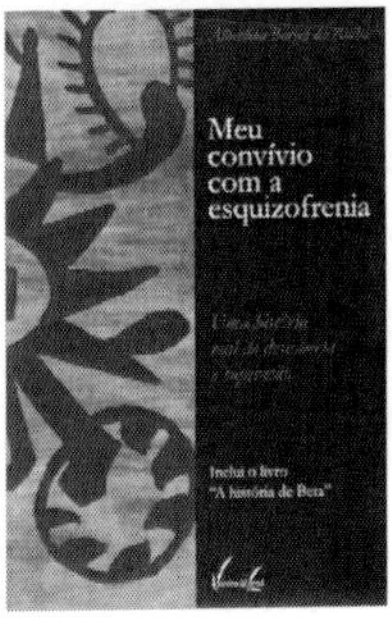

Meu convívio com a Esquizofrenia. Uma História Real de Descoberta e Superação

- Autor: Albertina Borges da Rocha
- Editora: Vieira e Lentz, 1ª Edição (2013)
- Páginas: 160
- Sinopse: A história que Albertina conta neste belo livro é um relato franco e comovente de sua trajetória de vida. A primeira crise de esquizofrenia chegou em 1964, quando tinha 34 anos, já casada e com dois filhos. Após anos de luta, diversas internações e o trabalho determinado do grupo de recuperação comandado pela Dra. Nise da Silveira. Escrever este livro, tornar públicos seus Cadernos íntimos com os escritos dos períodos de crise e internações, não é apenas um ato de coragem, mas, sobretudo, um exemplo a ser seguido por todos sobre como enfrentar as adversidades que encontramos ao longo da vida. A pintura da capa é um guache sobre papel, feito por Albertina em 1981, e que hoje faz parte do acervo do Museu de Imagens do Inconsciente.

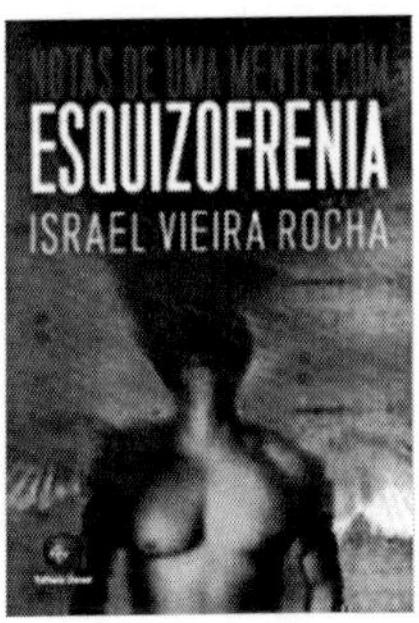

Notas de Uma Mente com Esquizofrenia

- Autor: Israel Vieira Rocha
- Editora: Unisul, 1ª Edição (2015)
- Páginas: 94
- Sinopse: "Notas de uma mente com esquizofrenia" não é uma obra de ficção, mas está constituído de personagens reais, cada qual em algum tipo de relação com o autor. Está dividido em tópicos, cartas ou notas com a descrição de ideias e pensamentos eclodidos de sua mente. O autor é portador de esquizofrenia e a grande maioria desses pensamentos se apresentava num período em que sintomas psicóticos estavam mais presentes. No conteúdo do que está descrito, o autor exprime uma luta entre o bem e o mal, entre o céu e o inferno, entre o amor e o ódio, demonstrando tipicamente o caráter multifacetado da esquizofrenia, além de uma suposta luta entre o aprisionamento - pela esquizofrenia, e o desejo por liberdade - emissão de sintomas e pelo controle de sua vida. Em outro momento, o livro apresenta um texto com informações acerca da esquizofrenia.

Fontes: *Sites* das livrarias Americanas, Submarino e Amazon.

ONDE BUSCAR AJUDA?

A equipe assistencial responsável pelo tratamento da pessoa com esquizofrenia deve ser a primeira referência também para a família. É função do psiquiatra, do psicólogo, do enfermeiro, do terapeuta ocupacional e do assistente social, por exemplo, entender a dinâmica familiar, a influência das relações no adoecimento do paciente e a influência do adoecimento do paciente na saúde mental dos familiares. É comum, em reuniões clínicas entre profissionais, perguntas que têm um conteúdo de responsabilização da família, sem que haja necessariamente uma proposta e suporte aos familiares. Não raramente, perguntas como "Onde está **esta** mãe" e afirmações como "Esta família **tem** de se haver com o paciente" dão o tom da condução do caso no que diz respeito aos familiares.

O manual do Ministério da Saúde a respeito dos Centros de Assistência Psicossocial (CAPS), publicado em 2004, diz que eles

> são instituições destinadas a acolher os pacientes com transtornos mentais, estimular sua integração social *e familiar*, apoiá-los em suas iniciativas de busca da autonomia, oferecer-lhes atendimento médico e psicológico. Sua característica principal é buscar integrá-los a um ambiente social e cultural concreto, designado como seu "território", o espaço da cidade onde se desenvolve a vida quotidiana de usuários e *familiares*. Os CAPS constituem a principal estratégia do processo de reforma psiquiátrica.

Percebemos, neste curto texto, que o objetivo central da principal estratégia do que se convencionou chamar "reforma psiquiátrica" é a integração social e *familiar* dos pacientes.

Mais adiante, nesse mesmo documento, o item 12 faz a seguinte pergunta: "quais as outras atividades que um CAPS pode realizar?". Entre vários itens, dois chamam a atenção quanto a familiares:

- Atendimento a grupo de familiares: reunião de famílias para criar laços de solidariedade entre elas, discutir problemas em comum, enfrentar as situações difíceis, receber orientação sobre diagnóstico e sobre sua participação no projeto terapêutico.
- Atendimento individualizado a famílias: atendimento a uma família ou a membro de uma família que precise de orientação e acompanhamento em situações rotineiras, ou em momentos críticos.

O item 20 do manual do CAPS do Ministério da Saúde trata especificamente sobre a participação dos familiares, com a seguinte pergunta: "de que forma os familiares podem participar das atividades do CAPS?" Vários pontos importantes são listados nesse texto, mas o que mais chama a atenção, e que deve ser amplamente valorizado, é aquele que afirma que "os familiares são considerados pelos CAPS como parceiros no tratamento."

Dessa forma, os CAPS podem representar tanto o primeiro local de tratamento para a pessoa com esquizofrenia, quanto o primeiro local de busca de ajuda para seus familiares. Naturalmente, existem inúmeras opções igualmente públicas que podem participar desse processo, a depender de fatores como proximidade de casa, local de tratamento do paciente, fase do adoecimento, vulnerabilidades sociais, situações de risco, entre outras. São elas: Unidade Básica de Saúde (UBS), Centro de Referência de Assistência Social (CRAS), Centro de Referência Especializado de Assistência Social (CREAS), Ambulatório de Saúde Mental (presente em alguns municípios), Núcleo de Apoio à Saúde da Família (NASF) e hospital psiquiátrico (nas fases de crise com necessidade de internação).

Textos como os apresentados, sobre os objetivos declarados de um dispositivo tão importante para o atual momento assistencial em saúde mental como o CAPS, deveriam ter o poder de modificar as perguntas e afirmações usualmente presentes nas discussões de casos. Somente com o acesso à informação e a devida fiscalização dos usuários sobre o funcionamento das unidades de assistência em saúde mental, é que familiares terão a oportunidade de serem de fato parceiros no tratamento. Um bom marcador disso é quando as equipes assistenciais passam a fazer perguntas como "*Como* estão os pais" e "O que precisamos fazer para *ajudar a família a se haver* com o paciente."

REFERÊNCIAS

ANDERSON, C. M.; REISS, D. J.; HOGARTY, G. E. *Schizophrenia and the Family*. A practitioners's guide for psychoeducation and management. Nova Iorque: The Guilford Press, 1986.

BRASIL. Ministério da Saúde. *Saúde Mental no SUS*. Os Centros de Atenção Psicossocial. Brasília: Ed. MS, 2004.

KUIPERS, E.; LEFF, J.; LAM, D. *Family Work for Schizophrenia*. A Practical Guide. Londres: Gaskell Press, 2002.

LEFLEY, H. P. *Family Psychoeducation for Serious Mental Illness*. Oxford: Oxford Univesity Press, 2009.

MCFARLANE, W. R. *Multifamily Groups in the Treatment of Severe Psychiatric Disorders*. Nova Iorque: The Guilford Press, 2004.

DEPOIMENTO DE UMA PESSOA COM ESQUIZOFRENIA

Perciliana Margarida de Morais

Às vezes me esqueço desse diagnóstico, mas foi bem perturbador. No início me entreguei por muito tempo, me rotulei como louca, até começar a me entender, que algumas situações nas quais eu me colocava me deixavam em crise e me tiravam as forças físicas e mentais. Assim, aprendi a me chamar várias vezes ao dia para a realidade e a não me expor a situações que colocam meu pensamento acelerado. Nem sempre consigo, mas me esforço, tomo meus medicamentos, vou ao psicólogo e ao psiquiatra regularmente. Eu hoje consigo me enxergar supernormal. Me falta um pouco de coragem para enfrentar algumas etapas da vida que foram deixadas de lado por causa da descoberta do diagnóstico (como voltar a estudar). Quando eu falo em não me colocar em situações que me causam crises, não quer dizer que eu seja uma pessoa que não possa ser contrariada, mas sim uma pessoa que sabe até onde posso ir para não me entregar às limitações mentais. Uma das situações que me colocam em alerta e me tiram da realidade são os problemas familiares, alguns cheiros, algumas músicas, entre outros fatores. Pessoas com transtornos mentais têm sim autonomia sobre a própria vida. Quando estamos em crise, precisamos sim do apoio da família nas horas difíceis, tanto quanto algum portador de doença física. E quando essa fase ruim passa, podemos começar a viver nossa rotina de novo. Antes eu achava que deveria explicar o que eu tenho para todos que eu conhecia, depois eu fui descobrindo que as pessoas com quem vou conviver é que devem mostrar quem são, porque se me fazem mal não as quero do meu lado. Eu seleciono situações, pessoas, momentos, tudo eu tento identificar se convém viver.

DEPOIMENTO DO FAMILIAR DE UMA PESSOA COM ESQUIZOFRENIA

Amanda Margarida de Oliveira

Eu me lembro de vários momentos desses 13 anos. Não completamente, mas talvez dos mais difíceis e dos melhores. De como tudo foi tentado (médicos, terapia, religião) e de como as coisas eram, de fato, assustadoras no começo. As vozes, as ideias irreais, o medo, o desespero, a angústia, o choro, a fé, a esperança. Eu não sabia do quanto isso me mudaria. Não foram bons momentos, mas foram momentos que mudaram tudo. Eu não sabia que isso me sensibilizaria, que dores alheias ficariam mais palpáveis, que de alguma forma isso impactaria a profissão que eu escolhi, e nos meus dias ruins.

Eu falaria, como pessoa, para qualquer que seja a pessoa (familiar ou o próprio vivente), que existe muito além das crises. Hoje eu te vejo reconhecendo seus limites e sua força. E isso ensina tanto! Eu me lembro dos vários anos seguidos por busca de respostas. A gente enfim conseguiu algumas: medicação sem pestanejar, terapia para se fortalecer. Mas a maior delas veio muito tempo depois: você é muito maior que a ausência dos seus sintomas. Você é a grandeza das suas vontades e de seus avanços, você é a grandeza de cada dia após um dia ruim. Você continua você, mas com algumas limitações. E quer saber? Quem não?

Hoje nós trocamos mensagens sobre nossos dias ruins. Nós identificamos eles, percebemos eles, vivemos eles e saímos deles. Hoje eu penso em você e sinto a paz de saber que somos todos feitos de fases. Somos feitos de uma grandeza infinita de pontos fortes e de fraquezas. Reconhecer fraquezas não devia ser nossa única prioridade; nós nos fazemos mesmo é na nossa força. Aquela música da nossa última conversa:

> *Ei Menina, acalma esse seu coração, respira. Porque tem uma flor em cada esquina, e os seus problemas vão passar pela manhã.*

Talvez seja preciso viver mais que só com a esquizofrenia, talvez seja sobre viver além dela!

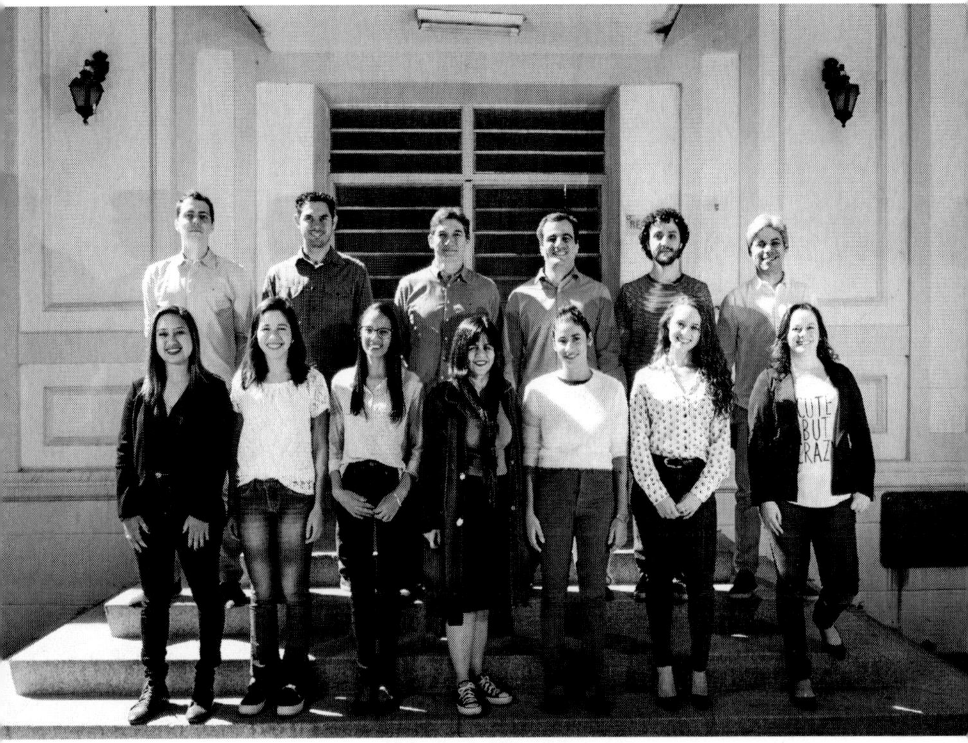

PEsquizo

Esquizofrenia e Cognição

SOBRE OS AUTORES

AMANDA MARGARIDA DE OLIVEIRA

Psicóloga. Sobrinha de uma pessoa com esquizofrenia

BRENO FIÚZA CRUZ

Psiquiatra Clínico. Doutor em Neurociências (UFMG). Professor do Departamento de Saúde Mental da Faculdade de Medicina (UFMG).

ELISA FERREIRA VIDAL

Médica Residente em Psiquiatria do Instituto Raul Soares.

JOÃO VINÍCIUS SALGADO

Psiquiatra. Doutor em Neurociências (USP/Universidade Louis Pasteur). Preceptor da Residência Médica em Psiquiatria do Instituto Raul Soares (IRS). Professor Associado do Departamento de Morfologia do Instituto de Ciências Biológicas (UFMG). Coordenador do Grupo de Pesquisa Esquizofrenia e Cognição (PEsquizo).

KELIANE DE OLIVEIRA

Terapeuta Ocupacional na Terapia Ocupacional em Destaque. Mestre em Neurociências (UFMG). Professora Substituta do Departamento de Terapia Ocupacional na EEFFTO/UFMG. Pesquisadora no Grupo PEsquizo – Cognição e Esquizofrenia.

LUCAS MACHADO MANTOVANI

Psiquiatra Clínico e Forense. Doutorando em Neurociências (UFMG). Preceptor da Residência Médica em Psiquiatria do Instituto Raul Soares (IRS). Professor Assistente de Psiquiatria da Faculdade de Ciências Médicas de MG.

PATRÍCIA SIQUEIRA SILVEIRA

Auditora Fiscal do Trabalho. Coordenadora do Projeto Estadual de Inclusão de Pessoas com Deficiência no Mercado de Trabalho – Superintendência Regional do Trabalho em MG.

PERCILIANA MARGARIDA DE MORAIS

Ensino Médio. Cuidadora de duas crianças. Usuária do Centro de Saúde Vila Leonina.

RODRIGO FERRETJANS

Psiquiatra Clínico e da Infância. Doutor em Neurociências (UFMG). Professor Assistente de Psiquiatria da Faculdade de Ciências Médicas de MG.

Este livro foi composto com tipografia ITC Berkeley Oldstyle Std
e impresso em papel Luxcream LD 70 g/m² na Gráfica Formato.